日 本 最 高 權 威 親 授 !

瑜伽運動學

解_剖_書

「全彩超圖解」

物理治療師
×
專業瑜伽教練
中村尚人／著
蔡麗蓉／譯

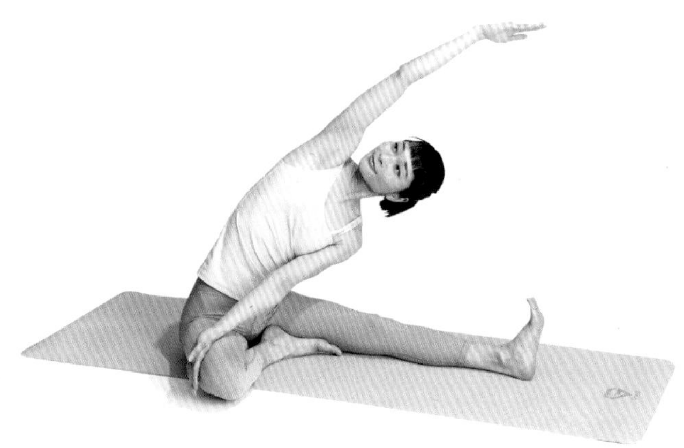

効かせるヨガの教科書

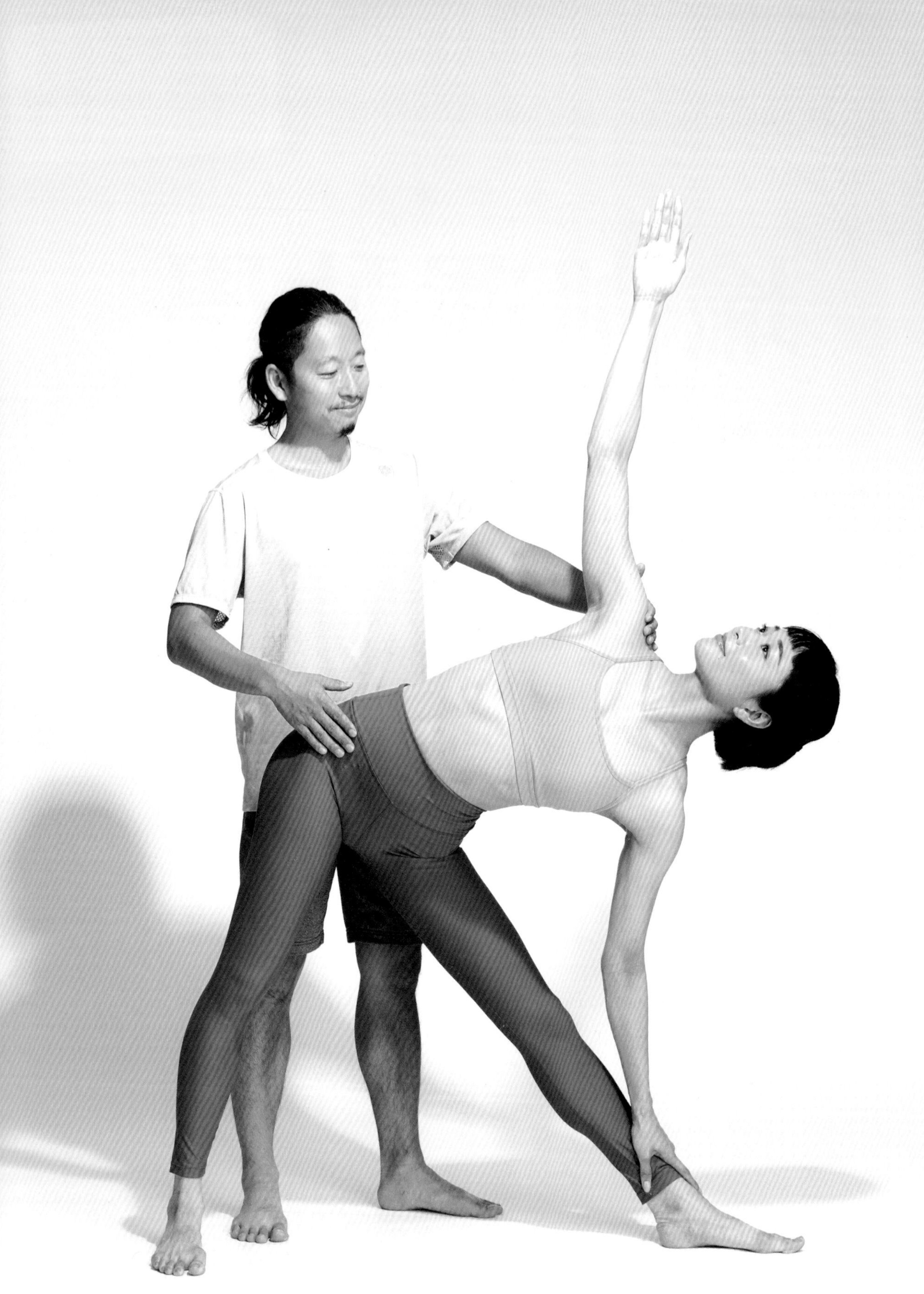

前言

透過傳統瑜伽 × 運動解剖學，身心平衡立即可見

近年來日漸受到歡迎的瑜伽，已然成為大家熟悉的健康運動。

提升肌力、緊實身材、消除不適、提升活力、端正姿勢、專注內在……，瑜伽能帶給身心的好處，真的是不勝枚舉。然而，想要完全領會到瑜伽所帶來的各式好處，必須先了解如何透過瑜伽「正確使用身體」。因為，若是用錯方法不僅不容易看出成效，還會造成身體的負擔，導致身體疼痛等。

本書將站在最新的運動解剖學觀點，重新剖析先人智慧結晶下的傳統瑜伽，引導大家了解「有效瑜伽的關鍵重點」，讓瑜伽的好處，不僅能發揮至最極限，也更安全。

我向各位保證，一旦能感覺到進行瑜伽時變得輕鬆許多，如此一來，瑜伽的效果，也就會戲劇性的大幅提升。

做瑜伽，是為了讓你感覺到加倍的舒適愉快。當你能藉由瑜伽徹底放鬆，不再白費力氣「處之泰然」，每天忙碌紛亂的內心，也會變得更加平穩、輕快、積極。

因此，請各位務必善用本書，讓我們一起透過瑜伽，重新找回生活中的身心平衡吧！

專業瑜伽教練 · 物理治療師

中 村 尚 人

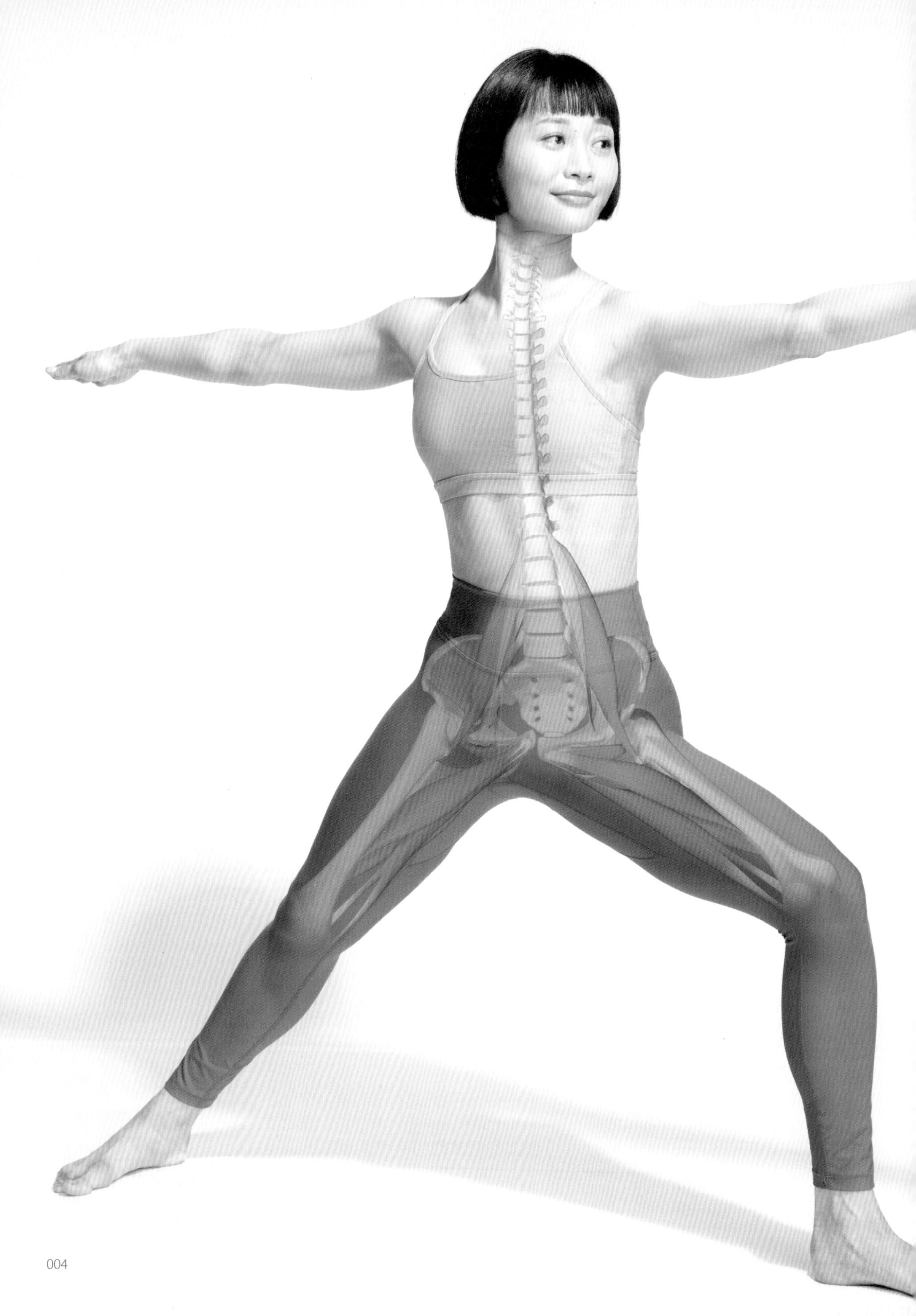

使瑜伽效果事半功倍的2大訣竅

訣竅1 透過最新的運動學知識，將瑜伽效果發揮至最大極限

身為瑜伽解剖學的最高權威，也是物理治療師的作者，將由身體構造及構成動作的運動學觀點，引導大家了解有效的關鍵重點「Check Point」，以獲得確實的瑜伽效果。

訣竅2 藉由超級舒暢的感覺，讓身心產生積極的相互作用

本書自始至終都在追求「舒適愉快」的瑜伽。做瑜伽得舒適愉快方能持之以恆，且唯有一直做下去才會感到快樂，使身體逐漸恢復平衡。也就是說，當身體不再感到無謂的緊張情緒，就算面臨壓力，也能擁有堅強而不易受傷的心靈。

CONTENTS

前言　透過傳統瑜伽 × 運動解剖學，身心平衡立即可見 002
使瑜伽效果事半功倍的 2 大訣竅 004
瑜伽運動學解剖書＆示範影片使用指南 010

PART 01 瑜伽與運動學的基礎知識

基礎知識 ①　「瑜伽」代表什麼意思？ 012
基礎知識 ②　「瑜伽」能帶來什麼改變？ 014
基礎知識 ③　解析瑜伽與身體構造的關係 016
「有效瑜伽」的關鍵 1　從「脊椎」開始動，才能做出正確的瑜伽動作 018
「有效瑜伽」的關鍵 2　感到「舒服」最重要，方能持之以恆地做下去 020

讓瑜伽「做完立即見效」的祕訣——順序 022

PART 02 立即有感的瑜伽入門動作

瑜伽入門的站姿　山式 024
瑜伽入門的坐姿　杖式 026
3 種休息姿勢　鱷魚式、攤屍式、嬰孩式 028
5 種適合冥想的坐姿　達人坐、吉祥坐、半蓮華坐、正坐、割坐 030

冥想小知識 ①　瑜伽屬於「動態冥想」的一種，同樣有助於消除雜念 032

PART 03 拜日式完整動作指南

拜日式的瑜珈動作與流程 ……… 034

1 祈禱式 ……… 036

2 展臂山式 ……… 037

3 立姿前彎式 ……… 038

4 騎馬式 ……… 039

5 棒式 ……… 040

6 八支點地式 ……… 041

7 上犬式 ……… 042

8 下犬式 ……… 044

9 騎馬式 ……… 046

10 立姿前彎式 ……… 047

11 展臂山式 ……… 046

12 祈禱式 ……… 047

冥想小知識 ② 大腦疲勞時，就靠「療癒的 α 波冥想」徹底放鬆 ……… 048

PART 04 37個有感有效的基礎瑜伽動作

站姿

01 三角式 ……… 050

02 扭轉三角式 ……… 052

03 戰士式 I ……… 054

04 戰士式 II ……… 056

05 伸展斜三角式 ……… 058

06 扭轉側角式 ……… 060

07 門閂式 ……… 062

08 分腿前彎式 ……… 064

09 新月式 ……… 066

10 椅式 ……… 068

11 扭轉椅式 ……… 070

12 樹式 ……… 072

13 鷺式 ……… 074

PART
04

坐姿

14 束角式 …… 076
15 坐姿前彎式 …… 078
16 頭碰膝式 …… 080
17 反轉頭碰膝式 …… 082
18 坐角式 …… 084
19 船式 …… 086
20 牛面式 …… 088
21 單腿鴿式 …… 090
22 半魚王式 …… 092
23 駱駝式 …… 094

趴姿

24 眼鏡蛇式 …… 096
25 蝗蟲式 …… 098
26 兔子式 …… 100

後仰

27 仰臥英雄式 …… 102
28 仰臥伸展式 …… 104
29 排氣式 …… 106
30 快樂嬰兒式 …… 108
31 橋式 …… 110
32 反向棒式 …… 112
33 魚式 …… 114

反轉

34 弓式 …… 116
35 輪式 …… 118
36 犁式 …… 120
37 肩立式 …… 122

冥想小知識 ③ 透過「專注力」的正念冥想技巧，使大腦更加靈活運作 …… 124

PART 05

用運動學知識，解答瑜伽與身體關係的Q&A

1 基本的身體使用方式 …… 126

2 骨盆、髖關節的使用方式 …… 128

3 肩膀、胸部周圍的使用方式 …… 130

4 站立時下半身的使用方式 …… 132

5 背脊、肩胛骨的使用方式 …… 134

6 雙腳不無謂施力的使用方式 …… 135

7 頸部不用力的使用方式 …… 136

8 有效的呼吸法 …… 137

特別收錄 ［上半身篇］ 一個動作改善肩頸痠痛 …… 138

［下半身篇］ 一個動作消除腰痠背痛 …… 140

各種身體使用方式的瑜伽動作 INDEX …… 142

CHECK!

瑜伽動作分類符號

本書將基本瑜伽動作依照脊椎的活動方式和姿勢類型，分成 8 大類。
全部做完後，一定更能看出瑜伽所帶來的實際效果，請大家務必試試看。

脊椎的活動方式

前彎

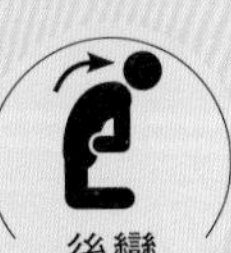

扭轉

姿勢的類型

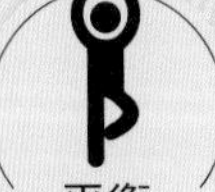

瑜伽運動學解剖書 & 示範影片 使用指南

POINT 1 掃描 QR Code 播放真人示範影片

用手機掃描 QR Code 即可開啟示範影片頁面。影片中已充分保留實際維持動作的時間，請大家以真人一對一教學的心情，在家做瑜伽吧！

立即感受在家上一對一瑜伽課程的樂趣吧！GO ！

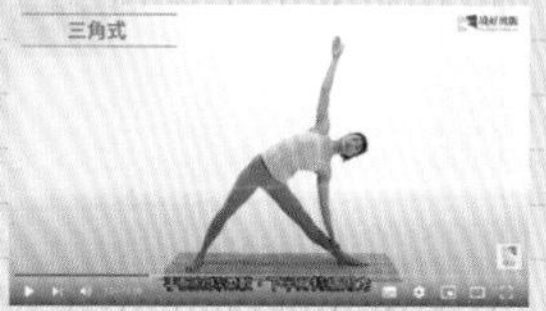

POINT 2 參閱分類符號 CHECK 瑜伽動作的種類

本書將 37 個基本瑜伽動作，依照脊椎的活動方式和不同的姿勢類型分成 8 大類，讓各位一眼就能挑選出自己想做的瑜伽動作，輕鬆又方便。

»» **P. 142** **還有 INDEX 可以直接對照各個身體部位，尋找適合自身需求的瑜伽動作！**

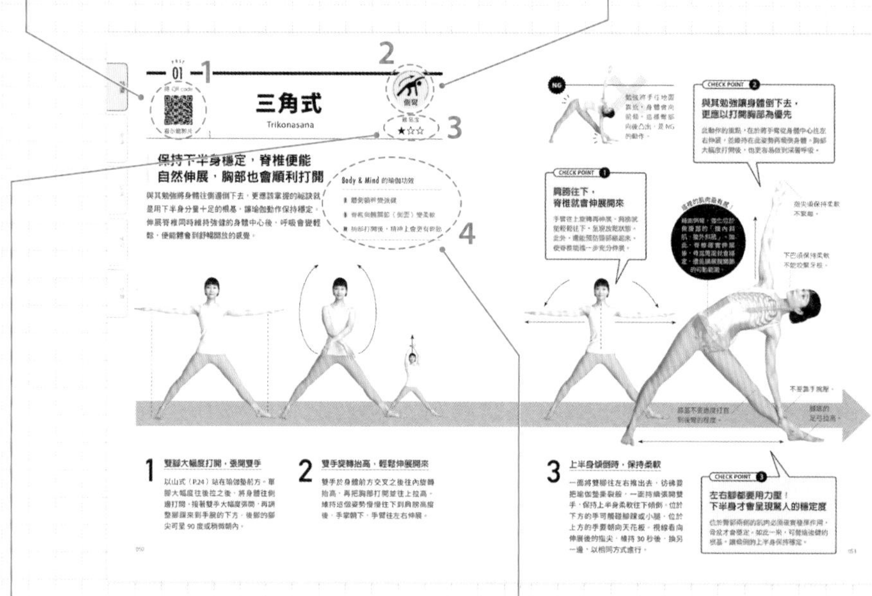

POINT 3 瑜伽動作的難易度，有 3 階段可供選擇

本書的 37 個基礎瑜伽動作，不論初學者或是已正在進行瑜伽練習的人，都很適合。而建議初學者先從 1 顆星、2 顆星的瑜伽動作試試看，上手之後再來挑戰難度較高的瑜伽動作。

POINT 4 對於身＆心的具體效果，一目了然！

做瑜伽前，先了解目標為何也很重要。對身體（Body）有效果的會以 B 符號來表示，而對心靈（Mind）有效果的將以 M 符號來表示。因此，請大家在進行時，一定要好好感受一下身心發生的變化，充分享受做瑜伽的喜悅。

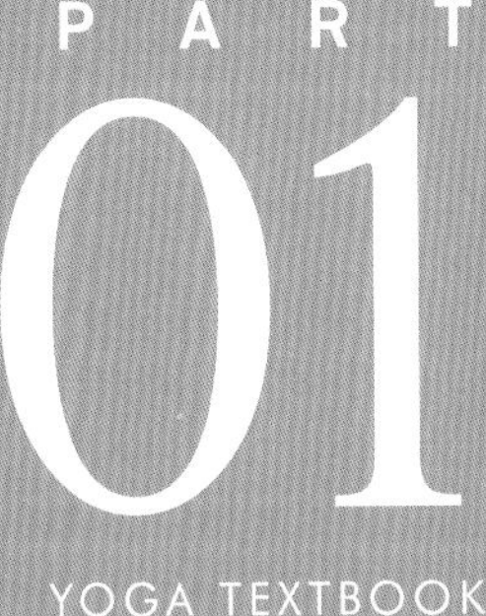

PART 01

YOGA TEXTBOOK

瑜伽與運動學的
基礎知識

BASIC KNOWLEDGE

基礎知識

01

「瑜伽」代表什麼意思？

為一種調整身心平衡，放下負面思考的生活智慧

近年來，越來越多人將瑜伽當作輕鬆的運動或訓練，並樂在其中。其實一般被稱作「瑜伽」的動作姿勢，原本屬於瑜伽要素之一，亦即「體位法」。所謂的「體位法」，意指為了持續長時間冥想的「坐姿」，這些姿勢、體操被定位成用來領會練習瑜伽的心得。

原本瑜伽的定義，是在人生中察覺真理，以「醒悟」及「覺醒」為目標的修行方式。如右頁所示，共有 8 個階段，而「體位法」則處於第 3 階段。話雖如此，瑜伽並非印度深山修行者的專屬修行方式。「醒悟」及「覺醒」具體來說，是放下不需要的一切，實現人格的提升。由此可見，對於許多身心脆弱的現代人而言，瑜伽更是非做不可、具有實際功用的生活智慧。

我們人類這輩子時常被情緒左右，然而不安及恐懼等情緒，不過是內心一時的反應，這和原本幸福、純粹的自己＝「真我」全然不同。

冥想，正是用來除去這類內心悸動，消弭對自我執著及自私心理的最佳方式。總而言之，在前幾階段要做到的就是「體位法」，透過對身體的刺激，進而專注於內在的感覺。此外，「相信」也能成為一種練習，進而將心中浮現的多餘情緒和壓力逐一消除。

「瑜伽，就是在控制心靈的運作。」

YOGAS CHITTA VRITTI NIRODHAH

——引用自瑜伽經（Yoga Sutra）第 1 章第 2 節——

瑜伽練習的 8 大步驟

在瑜伽教典《瑜伽經》中，將實踐瑜伽的方法稱作「八支」，共有 8 個階段。只要理解「體位法」之前精神安穩的世界，肯定能更加深入領悟到瑜伽的奧妙。

持戒 Yamas

共有 5 種須知，表示不可對他人他物做的事情，如：禁説謊、禁暴力、禁欲、禁執著等。

內修 Niyamas

自己應遵守的 5 種須知，包含保持身心純潔、知足等精神上的修練。

一般所謂的「瑜伽」就是這個階段！

體位法 Asana

瑜伽的姿勢和動作。原本意指練習將注意力朝向身體內在，學習適合冥想的坐姿。

呼吸法 Pranayama

透過有意識、規則性的呼吸，提供身心活力及能量的各種練習法。有助於集中精神。

收攝 Pratyahara

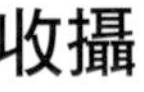

情緒的掌控。從五感擺脱到掌控外部的刺激，維持穩定的精神狀態。

心靈集中 Dharana

心神專注，讓注意力長時間停留在專注事物上。冥想，就是從這種狀態開始做起。

禪定 Dhayana

深度冥想的狀態。無須努力集中注意力，精神狀態就能自然呈現徹底平靜的階段。

三摩地 Samadhi

瑜伽的最終目標。與深度冥想融合之後引發的極致喜悦感。也可稱之為「解脱」或「醒悟」。

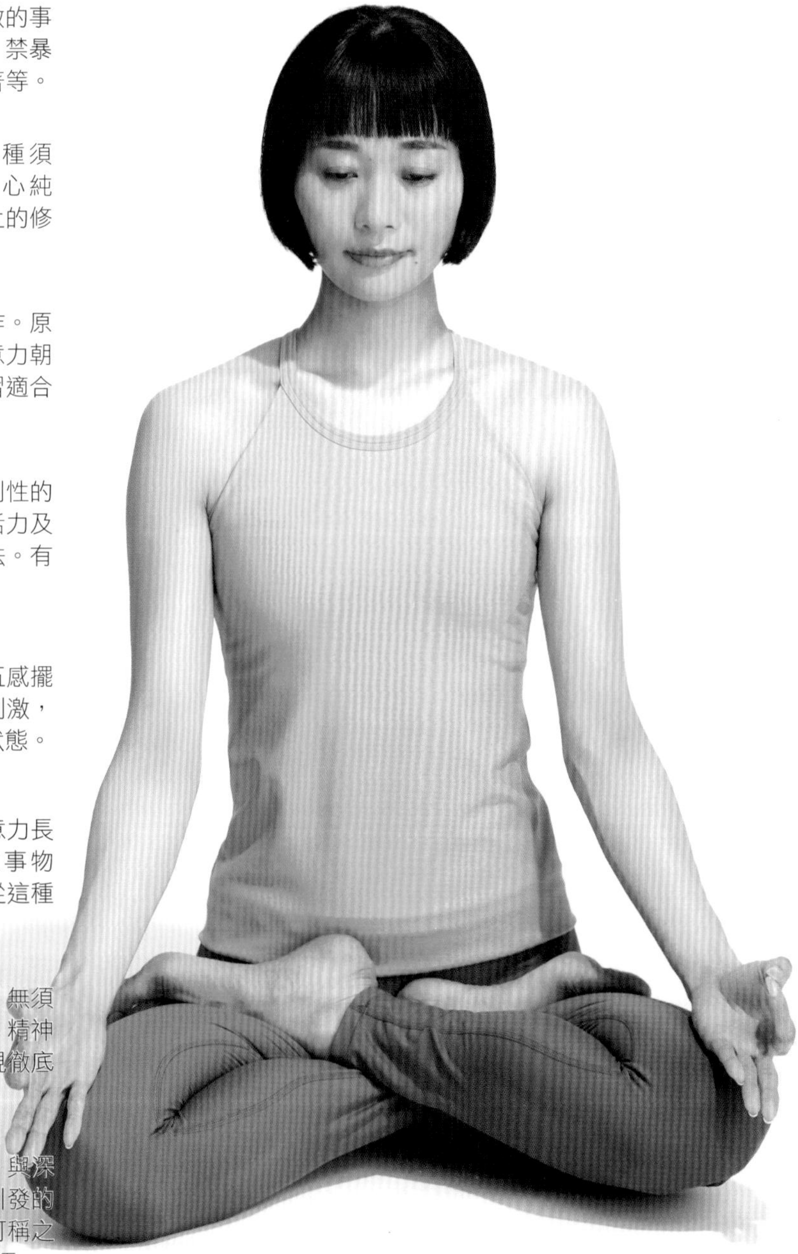

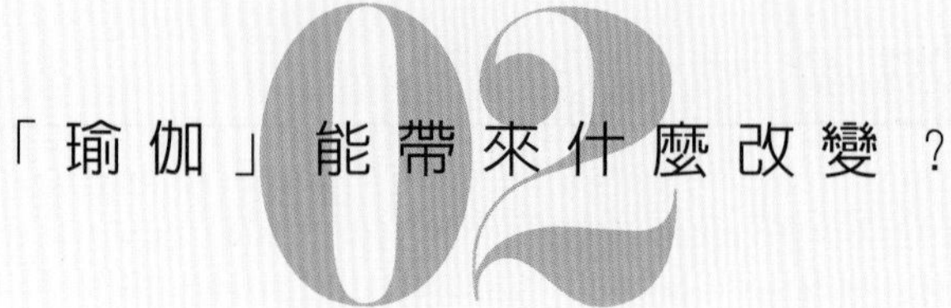

「瑜伽」能帶來什麼改變？

專注於個人內在，打造不畏壓力的身心狀態

做瑜伽的目標，首要之務就是讓身心更健康。「體位法」即為「感覺的練習」，察覺身體何處會出現哪些變化，持續維持後心靈會如何轉變……。雖然，很多人都是為了改善「某些問題」才開始做瑜伽，但是想要獲得改善的效果，最重要的還是要把焦點放在「內心湧現」的感覺。此外，做瑜伽時不能過度用力，須以姿勢穩定，感受到「充實感」及「暢快感」為優先。

本書介紹的瑜伽動作中，非常重視全面活動「脊椎」的「舒適感」，畢竟「脊椎」有攸關生命的重要脊髓通過。因此會從軀幹開始活動，讓大家順利完成動作之餘，還能輕鬆停留維持，進而確切感受到各種瑜伽動作的效果，達到身體左右平衡、矯正身體歪斜等功效。相信一旦消除無謂的緊張情緒，使呼吸變輕鬆，內心就會感覺「瞬間」輕快起來。

此外，脊椎與自律神經相連結，具有調整自律神經的作用，而瑜伽可使容易失調的自律神經保持平衡。事實上，目前已有研究證實，做完瑜伽後會促進所謂的催產素等「幸福賀爾蒙」分泌出來，使人心情愉悅。

由此可見，瑜伽帶來的好處，除了有助身體保持「平常心」因應外在的環境變化，還能擁有強大的內心抗壓力。請大家務必要將瑜伽融入日常生活中，充分體會瑜伽的美好。

「體位法，重視穩定舒適。」

STHIRE SUKHAM ASANAM

——引用自《瑜伽經》第 2 章 第 46 節——

正確的瑜伽動作

能讓身心產生正向改變

無論是什麼瑜伽動作，其目標都是為了促進身心健康，而具體了解這些目標，則有助於進行時將意識放在其上，進而達到更好的成效。為此，在本書中會分別介紹每個動作的「身」和「心」效果是什麼，請大家務必一併參考。

Body

身

肌力

瑜伽，也可視為一種自重訓練，亦即利用自己的體重和重力，提升肌力。

柔軟度

藉由深度彎曲、伸展關節，讓平時鮮少使用而容易變得僵硬的肌肉，增加柔軟度。

平衡感

單腳站立，或利用身體的一部分維持動作，使作為根基的身體末端和軀幹部位提高穩定度，進而培養平衡感。

Mind

心

幹勁

主要利用擴展胸部的動作，促進使用肺部的胸式呼吸，讓人產生勇於挑戰的態度與心情。

專注力

包含培養平衡感和難度較高的姿勢，用心觀察身體的狀態，保持平衡，鍛練專注力。

放鬆

伸展背部徹底放鬆背肌，聚焦在內心狀態，能使副交感神經處於優勢。事實上，從高強度動作的緊繃狀態放鬆力氣，有時就能使身體放鬆下來。

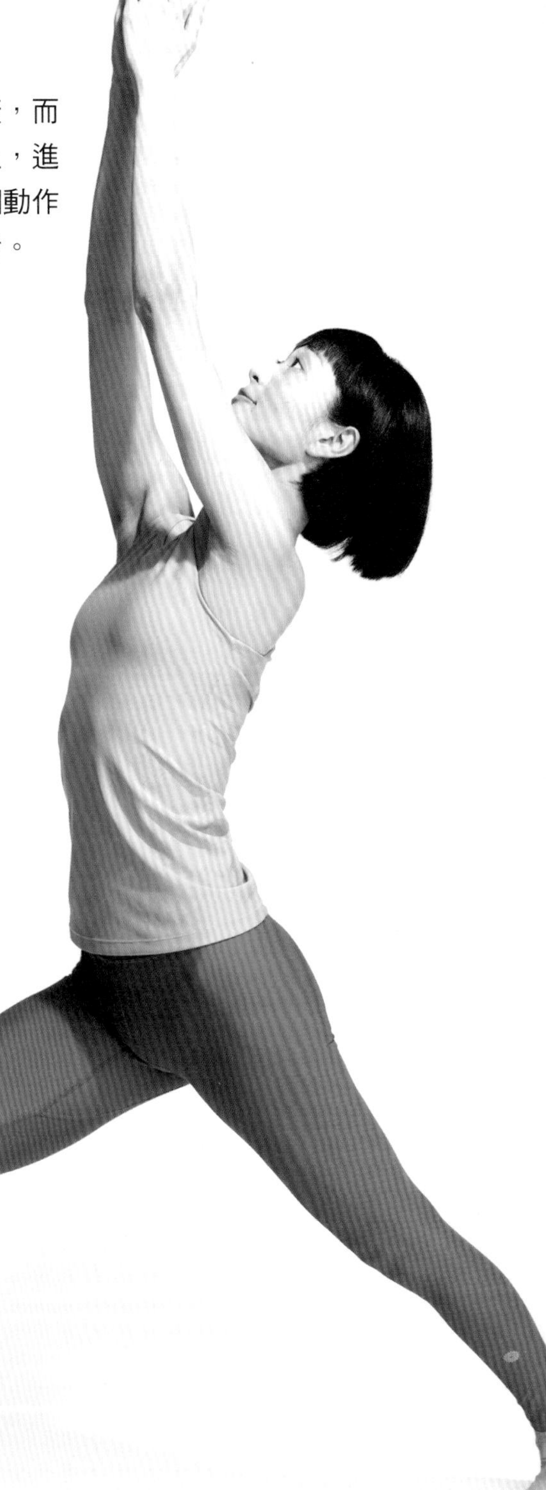

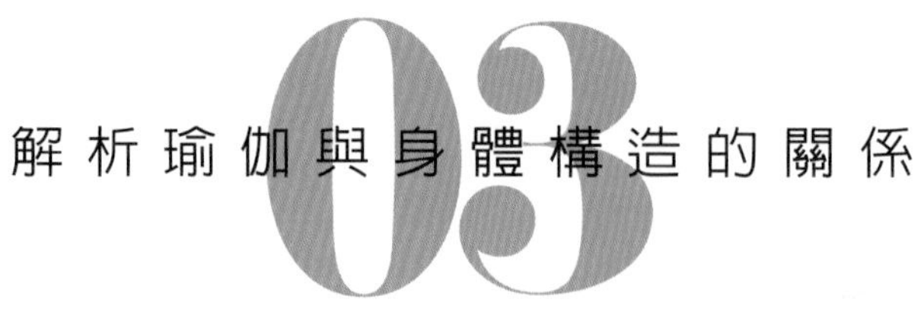

正確使用關節與肌肉，達到「舒適」的目標

進行瑜伽時最重要的一點，就是要「舒適」，也就是在做動作的全程中，都不必勉強為之。做瑜伽時，舒服自在地享受「當下」才是最重要的事。

瑜伽要做得愉快，可透過「解剖學」和「運動學」幫助大家了解身體構造及動作。儘管身體的柔軟度等條件，因人而異，但原則上人體的構造都是一樣的。道理其實很簡單，將這些知識聯想成一種地圖或導航裝置，就能幫助大家在不受傷的狀態下，安全舒適地完成各種瑜伽動作。

在瑜伽中，認為身體部位的排列稱作「順位（alignment）」，而使這些順位處於正確的位置，做瑜伽時就能感到「舒適」。也就是說，只要達到正確的順位，關節及肌肉便不會感到多餘的負擔進而造成緊繃，得以有效活動身體。與此相對，例如：肩膀痠痛，就是肌肉在白費力氣，姿勢不正，使身體處於很沒有效率的狀態。

意識到正確的順位之後，使力的方向就能更明確，如此一來動作也會更輕鬆，變得非常舒服。總之，想體會到「有效瑜伽」，一定要感覺「舒服」才行。保持平衡、矯正歪斜後，就能練就不白費能量的正中姿勢。

note

瑜伽與流派的相關知識

瑜伽在全世界存在各種流派，這是因為許多人都在實踐這種起源自古印度的智慧和方法，無法指明哪個流派是對或錯。本書介紹的瑜伽，是作者在學習眾多流派，並深感預防醫學在醫療上的重要性後，藉由最新的運動學、解剖學加上全新解釋彙整而成。請大家在做瑜伽時將本書當作參考工具，好好理解瑜伽與身體的構造，安全地完成瑜伽吧！

保持瑜伽動作舒適的關鍵

留意關節的正確使用方式，達到「順位」效果

本書介紹的瑜伽，非常重視人類身體與生俱來的自然動作法則。請大家留意各個瑜伽動作的關鍵重點，以及針對肌肉方面的解說，安全舒適地完成各式瑜伽動作吧！

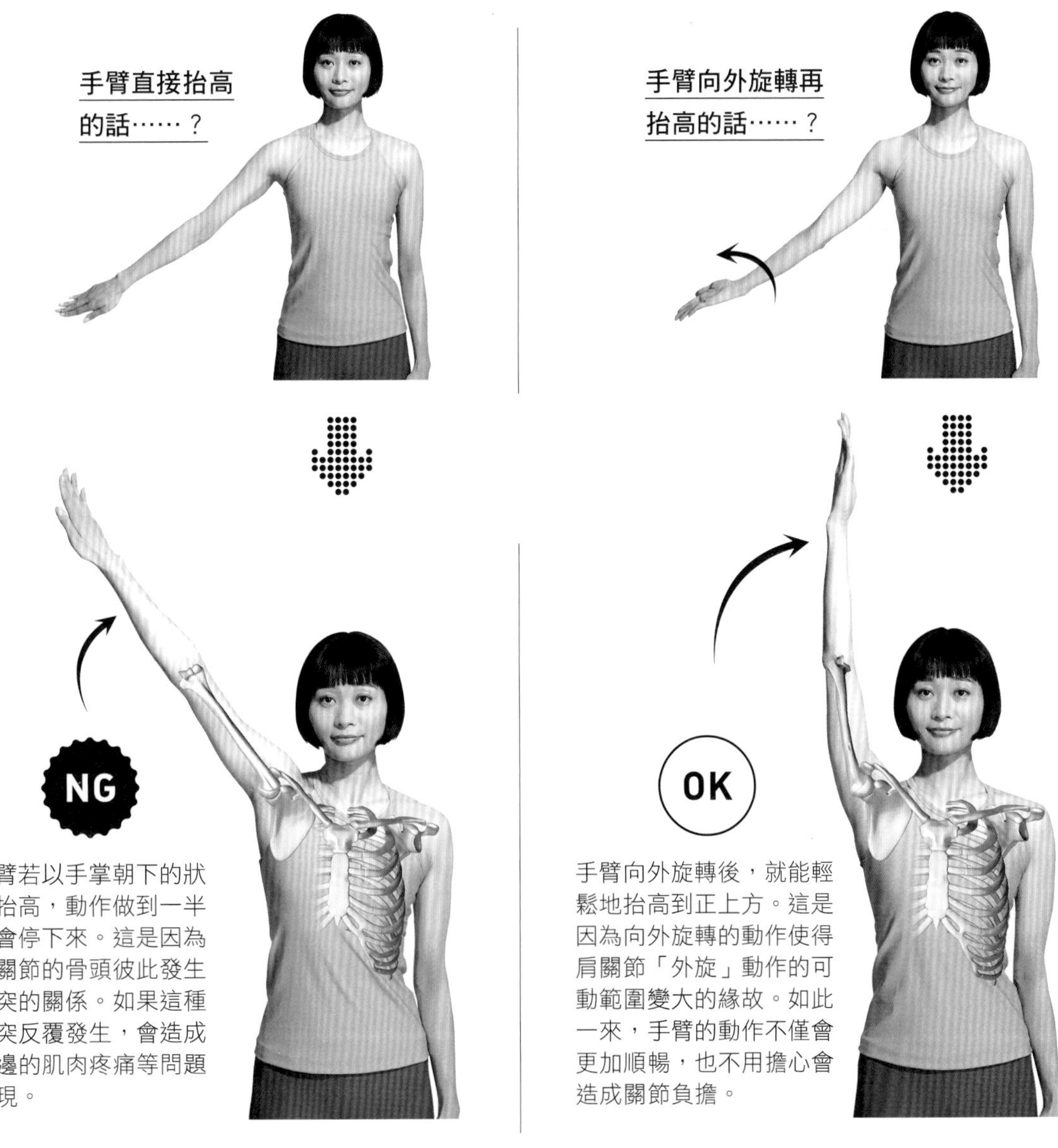

手臂若以手掌朝下的狀態抬高，動作做到一半就會停下來。這是因為肩關節的骨頭彼此發生衝突的關係。如果這種衝突反覆發生，會造成周邊的肌肉疼痛等問題出現。

手臂向外旋轉後，就能輕鬆地抬高到正上方。這是因為向外旋轉的動作使得肩關節「外旋」動作的可動範圍變大的緣故。如此一來，手臂的動作不僅會更加順暢，也不用擔心會造成關節負擔。

從「脊椎」

從支撐身體的脊椎開始活動，才能在不勉強的狀態下，達到最佳效果

前彎、後彎、扭轉⋯⋯，在現代生活下，脊椎因為經常緊繃而變得僵硬，使得這些動作不易完成。然而，搭配「運動學」做瑜伽後，就能讓脊椎在活動時充滿柔軟度。姿勢一旦正確，做瑜伽就會更有效率，無須勉強就能舒服地擴展開來，使得呼吸跟著加深，放鬆心情。

開始動，
才能做出正確的瑜伽動作

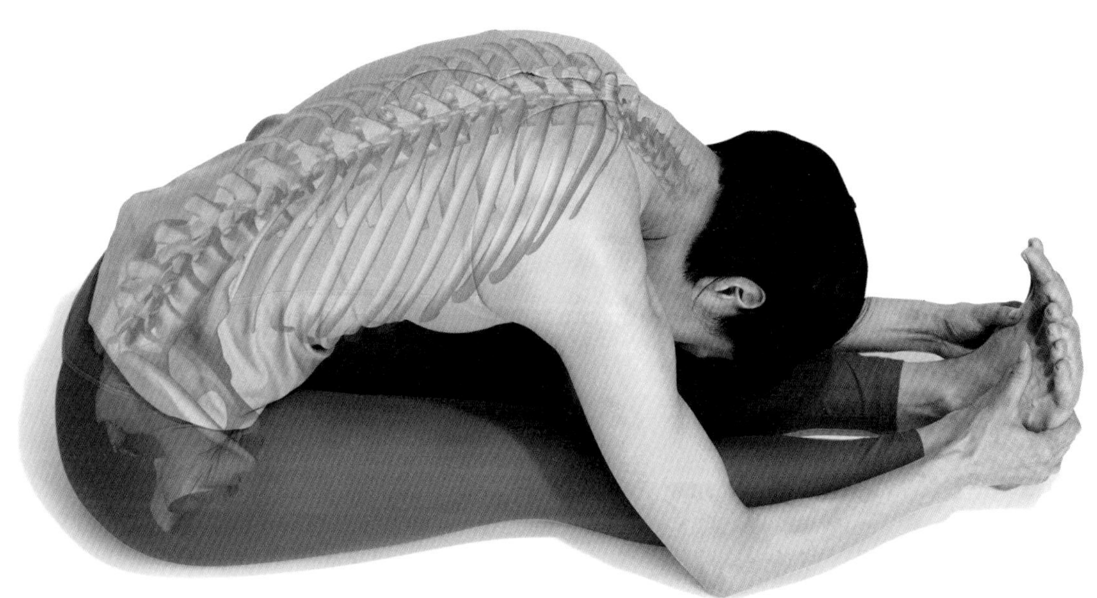

從軀幹調整身體歪斜，使身心實現中庸之道

活動脊椎，調整左右平衡後，用力的情形就會瞬間放鬆下來，察覺到「中庸的自己」。此外，通過脊椎的「自律神經」也會取得平衡，進而讓身心都呈現在完美調和的中庸狀態。

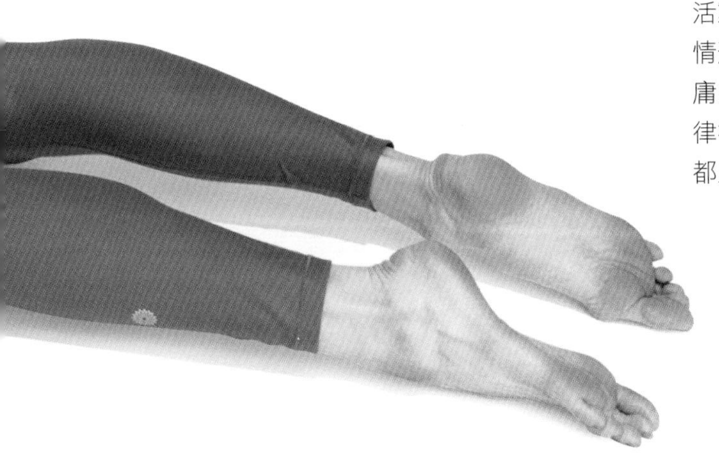

感到「舒服」最重要，

了解「使力的方向」，不僅能使瑜伽動作更穩定，也能充分體會到做瑜伽時的舒適感

只要順著肌肉肌理和關節正確位置的瑜伽動作，就能徹底體會到「有感有效」的感覺。當親身感受到遍布身體內側的舒服感覺之後，就能長時間進行瑜伽，將它視為一種不可或缺的生活習慣，長久下來，內心狀態必定煥然一新！

方能持之以恆地做下去

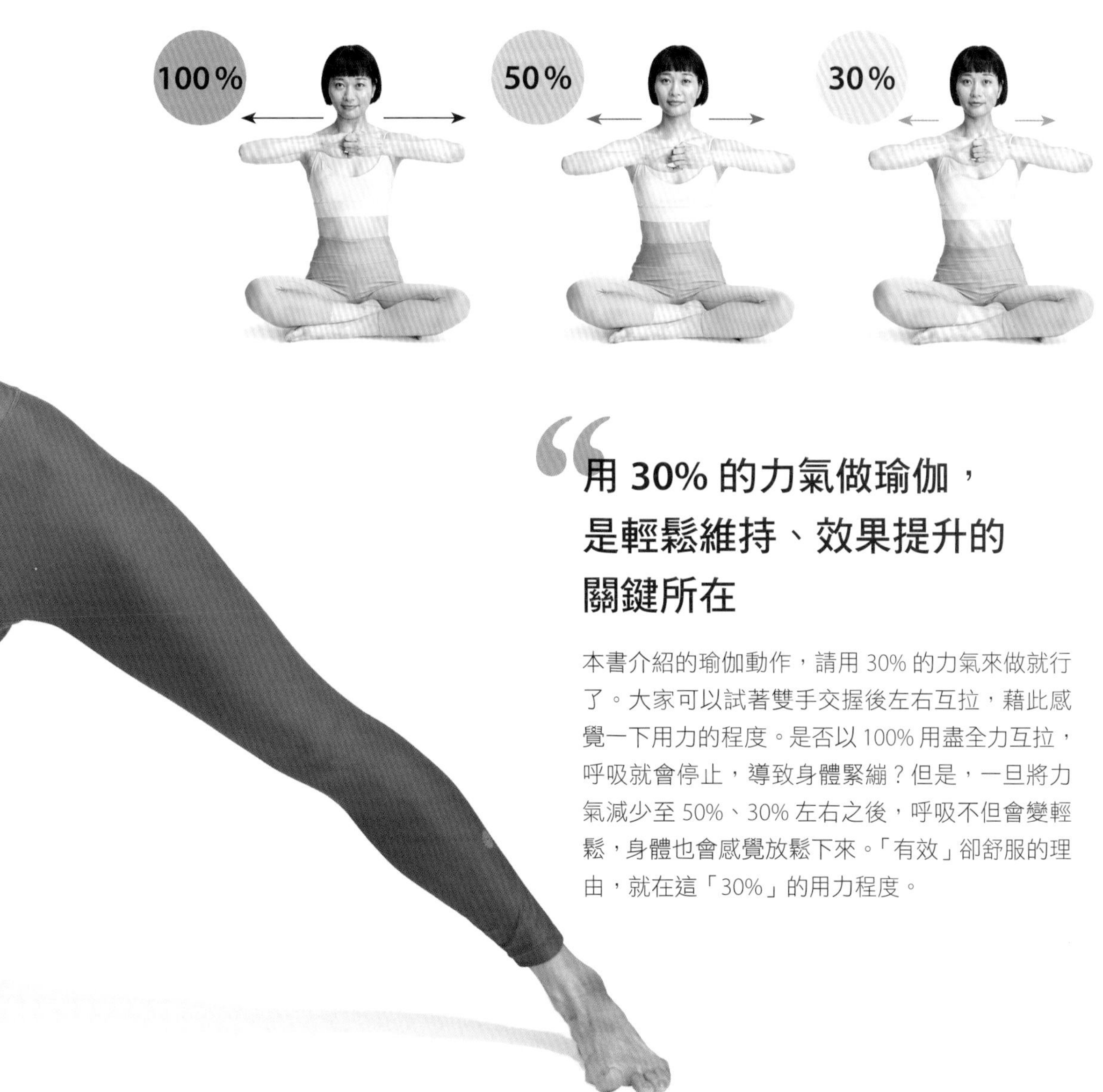

用 30% 的力氣做瑜伽，是輕鬆維持、效果提升的關鍵所在

本書介紹的瑜伽動作，請用 30% 的力氣來做就行了。大家可以試著雙手交握後左右互拉，藉此感覺一下用力的程度。是否以 100% 用盡全力互拉，呼吸就會停止，導致身體緊繃？但是，一旦將力氣減少至 50%、30% 左右之後，呼吸不但會變輕鬆，身體也會感覺放鬆下來。「有效」卻舒服的理由，就在這「30%」的用力程度。

讓瑜伽「做完立即見效」的祕訣——順序

瑜伽，實際上也是一種專注感的練習。想要完全發揮瑜伽的功效，可不能只是茫茫然的依樣畫葫蘆的做動作。請依照下述所示的順序，將注意力確實放在「現在要做的事情」上，才能深入且舒服地感受到，甚至享受做瑜伽的樂趣。

1 ALIGNMENT 關節

做瑜伽時，首先要確認身體會不會覺得勉強而感到負擔、是否歪斜。這種關節的位置關係，稱作「順位」，可說是做瑜伽時最重視的要點。總之「舒適地」維持動作最重要！

2 DOING 肌肉

調整關節的順位之後，身體就會產生正確的使力方向，如此在「進行」瑜伽時，才能長時間維持停留。仔細留意使用肌肉時「哪些地方會如何運作」，瑜伽的效果就會更加顯著。

3 FEELING 內在的感覺

維持在瑜伽動作的期間，須將焦點放在內在湧現的感覺上。舉凡呼吸、心跳、血流、內在的延伸、會不會不舒服等……。仔細觀察自己的身心狀態，亦是瑜伽十分強調的重點之一。

PART

02

YOGA TEXTBOOK

立即有感的瑜伽
入門姿勢

BASIC POSTURE

瑜伽入門的站姿

山式

Tadasana

這是站姿瑜伽動作的基本站立方式。祕訣在讓重要的根基「足弓」保持穩定，維持不使力的正中姿勢，而非單純「站得直挺挺」而已。學會如何有效使用身體肌肉站立，是做好瑜伽的第一步。。

FRONT　SIDE

想像自己從頭頂被往上拉的感覺，將背肌挺直。

下巴輕輕地左右晃動放鬆下來。

發揮作用的肌肉

髂腰肌

連結上半身與下半身的深層肌肉。髂腰肌在保持脊椎伸展穩定姿勢時，非常關鍵。

手臂順著重力垂放，指尖朝下後肩膀就會往下。

雙腳的腳跟貼地後，腳趾自然會打開。

運用手臂的重量使肩膀往下，並伸直頸部抵抗這股力量

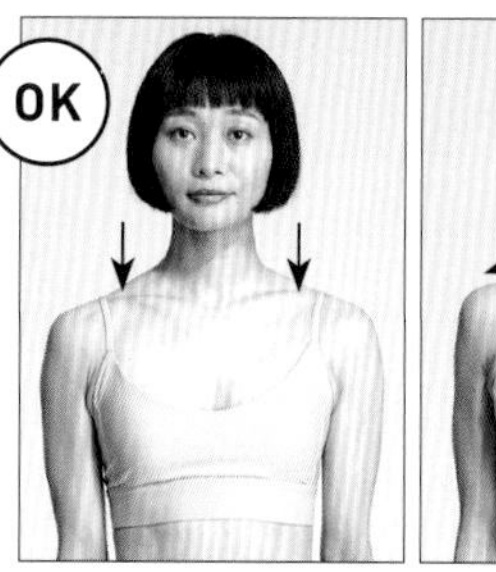

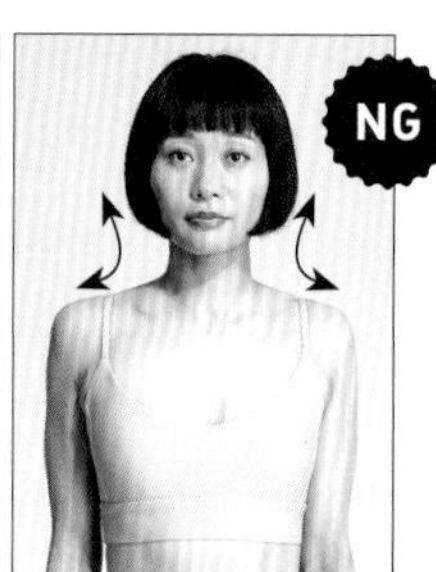

若肩膀用力抬高，重心也會往上造成姿勢無法保持平衡。一邊感覺手臂和肩膀的重量，一邊將背肌向上伸展。頸部前後也要平均地好好伸展。

膝蓋不能過度伸直，請稍微晃動一下保持彈性

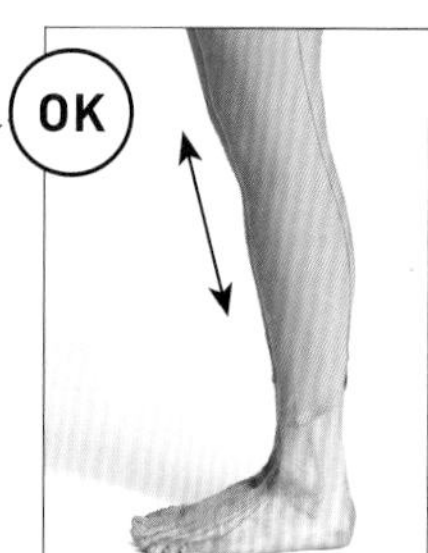

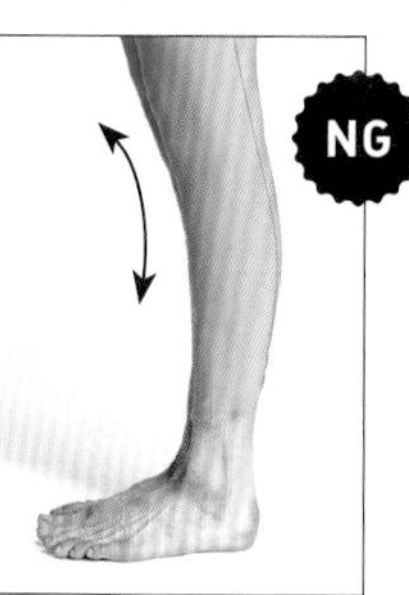

尤其是關節柔軟度佳的人，容易用力打直雙腳，導致膝蓋過度伸展造成疼痛。為此，請將膝蓋稍微彎曲，維持在保持彈性不鎖死的程度。

CHECK POINT 1

足弓抬高

腳底可以吸收體重帶來的衝擊，也是保持平衡的根基。「腳掌心」沒有弓起來的話，基本上瑜伽動作就無法保持穩定。請好好記住這些祕訣，確實將足弓抬高並好好維持。

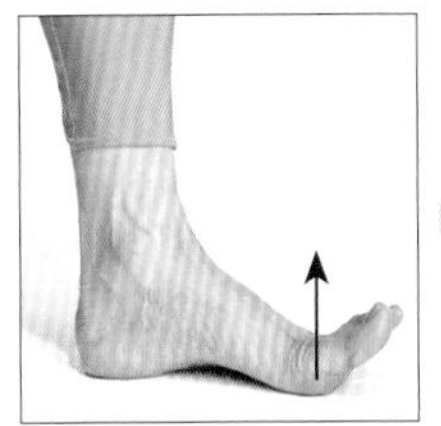

整個腳底完全貼地站好，再將腳趾往上彎。此時會感覺到足弓往上抬，用手一摸會覺得腳掌心以及腳踝的肌肉硬硬的。

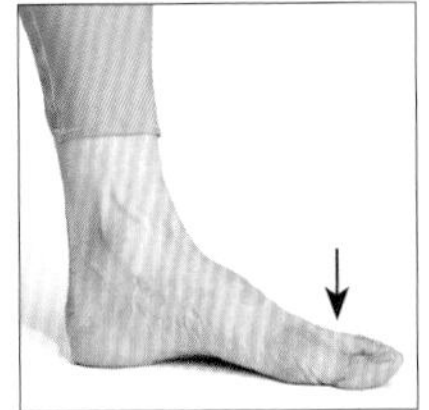

保持足弓的高度，同時放下腳趾。這樣一來腳底會用力，支撐體重的根基就會穩固。

發揮作用的肌肉

屈足拇長肌

這是從小腿內側連結腳掌心至大拇趾的肌肉。當屈足拇長肌發揮作用時，腳踝便不會向內傾倒，進而能確實發揮支撐作用。

CHECK

做瑜伽的空檔時，請檢查一下雙腳的足弓

做瑜伽的當下，請用眼睛檢查一下雙腳的足弓是否有抬高。尤其後腳的足弓容易往下掉，請特別留意。

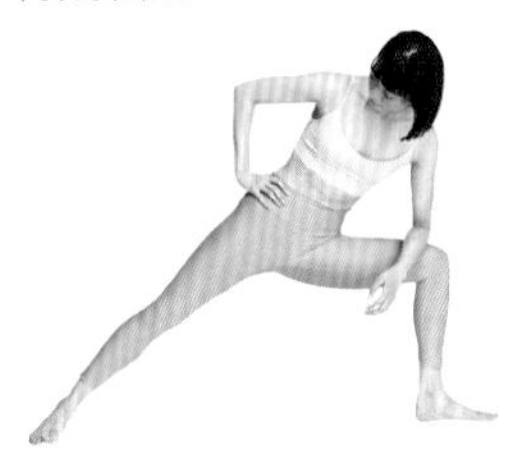

將腳底的足弓抬高後，提醒自己用大拇趾與小趾的根部、腳跟的中央充分支撐。事實上，大拇趾的趾腹堪稱支撐站立姿勢的「樞要」，須好好留意用大拇趾的趾腹，確實往地面壓下去。

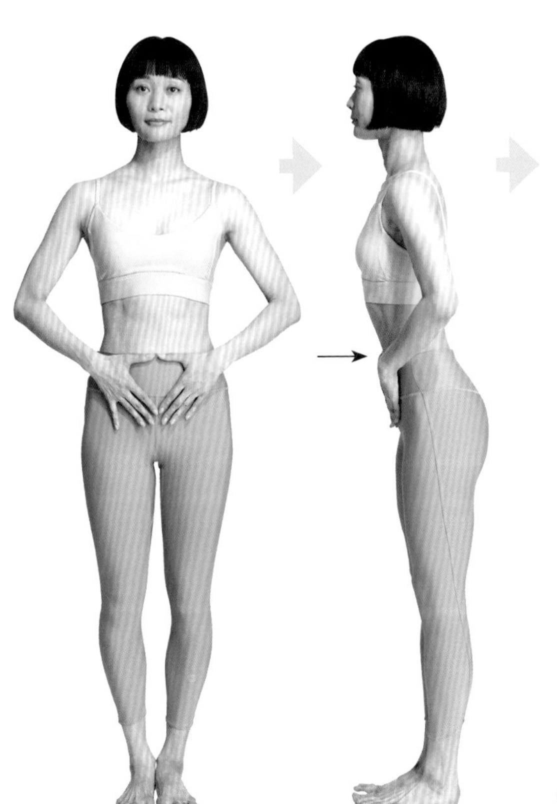

CHECK POINT 2

用三角形手勢，穩定骨盆

很多人動作時，都會變成骨盆往前靠近大腿前側的姿勢。而透過使髂腰肌發揮作用的動作，讓骨盆穩定於置中正確位置，這樣的姿勢才會挺直又不會白費力氣。

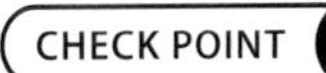

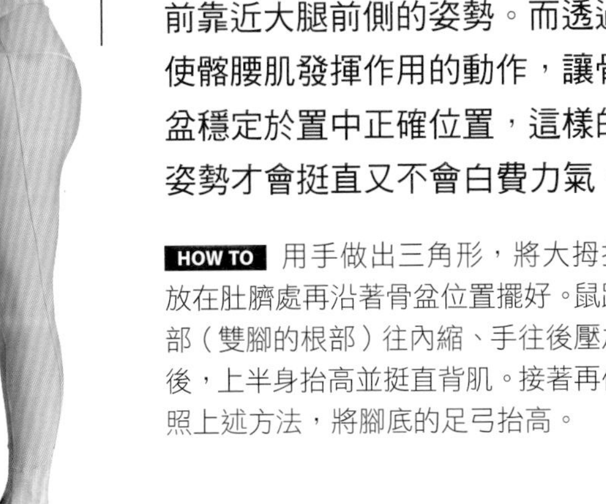

HOW TO 用手做出三角形，將大拇指放在肚臍處再沿著骨盆位置擺好。鼠蹊部（雙腳的根部）往內縮、手往後壓之後，上半身抬高並挺直背肌。接著再依照上述方法，將腳底的足弓抬高。

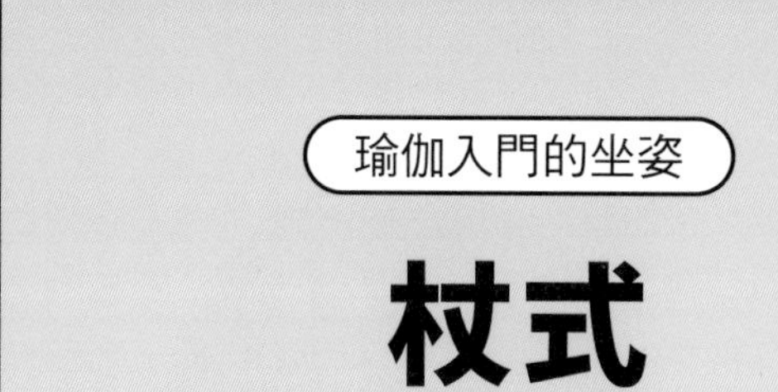

瑜伽入門的坐姿

杖式

Dandasana

並非單純坐著而已，祕訣在於將骨盆立起、脊椎挺直。只要維持此瑜伽姿勢，脊椎就會拉直，進而強化背部及腹部的肌肉。此姿勢不但能應用在各種坐姿瑜伽動作，也可以在冥想時使用。

SIDE

類似將頭頂往上拉的感覺，挺直背肌。

下巴稍微往後拉，再放鬆地自然下垂。

肩膀往下伸展，頸部後方的脊椎就會拉高。

想像著身體浮起，用手壓著地面，抬高骨盆。

腳踝彎曲後將腳跟往前推，使大腿前後側，確實發揮作用。

發揮作用的肌肉

髂腰肌

髂腰肌也和髖關節的內縮有關係。運用髂腰肌，使髖關節呈 90 度之後，骨盆就會呈現確實立起的狀態。

BACK

發揮作用的肌肉

斜方肌
背闊肌

當肩膀往下拉之後，斜方肌的下側會發揮作用，進而使頸部伸直。至於背闊肌，則能發揮立起骨盆的作用。

EASY

先將骨盆立起，再調整手的位置

手不容易碰地或是背部會拱起來的人，可將手的位置錯開，肩膀往後拉。立起手指後壓地，再將骨盆立起。

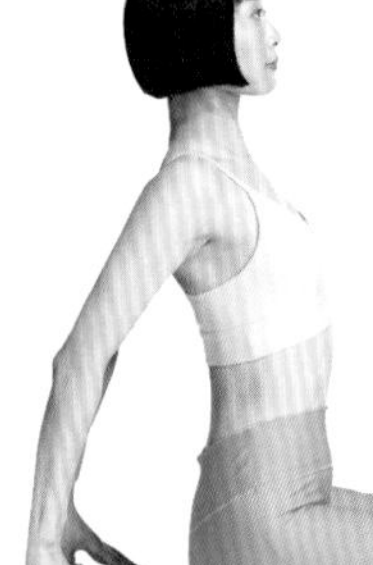

NG

肩膀沒有往後拉的話，胸部無法打開且會前傾，骨盆也就無法立起。

CHECK POINT 1

頭頂上推，將骨盆立起

想要伸展脊椎，從頭頂將身體往上拉的感覺，最有效果。頭頂上推會成為使「髂腰肌」產生類似開關的作用，進而使骨盆往上抬高。進行坐姿的瑜伽動作時，要仔細留意這個動作。

坐骨貼地坐好，雙手重疊置於頭頂。猶如在對抗雙手一樣，將頭頂往天花板的方向推，充分感受在脊椎伸展之下，骨盆立起的感覺。

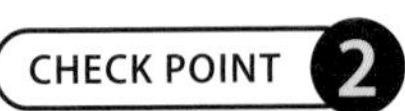

用大腿前方的肌力，把大腿後側伸展開來

伸展大腿後側肌群時，大腿前方位於另一側的肌力就會發揮作用。仰臥下來重現這種狀態，好好掌握做杖式時雙腳的感覺。

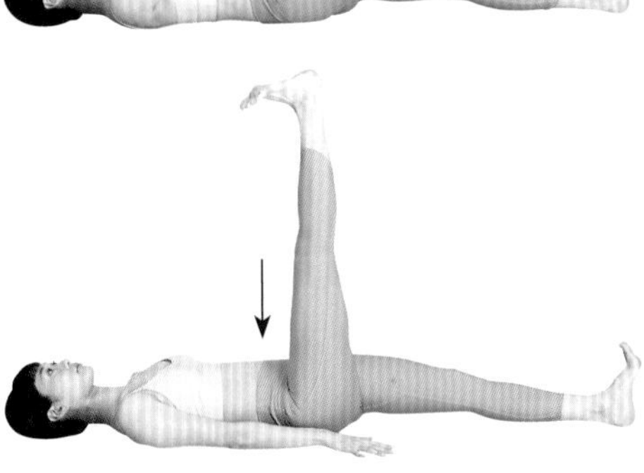

❶
呈仰臥姿，毛巾掛在單腳的腳底，往天花板的方向推。膝蓋彎曲也沒關係。接著腳底用力往上踩，同時把毛巾往自己面前拉過來，維持 10 秒。

❷
放手，利用大腿和腹部的力量維持在此狀態。運用大腿前方的力量，就能感覺到腳被伸展開來了

EASY

不容易伸展開來的人，彎曲膝蓋做也 OK

做杖式時，與其勉強伸直雙腳，更重要的應該是以骨盆立起、伸展脊椎為優先。透過上述動作使大腿後側放鬆之後，膝蓋也會變得容易伸展開來。

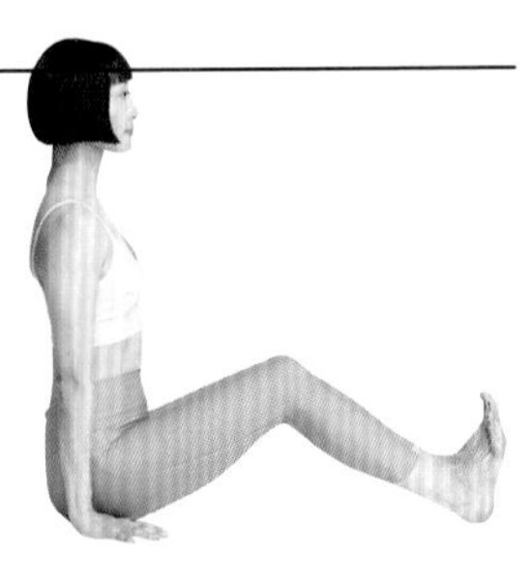

CHECK POINT 3

腰部不拱起或過度打直，維持在自然的弧度

建議做杖式時背部會拱起來的人，可改做這個動作。但切記髖關節用力彎曲後，腰部周圍的脊椎仍要保持自然弧度。

❶
呈仰臥姿，手放在腰部弧度的下方。接著大腿抬高，與地面呈垂直狀。

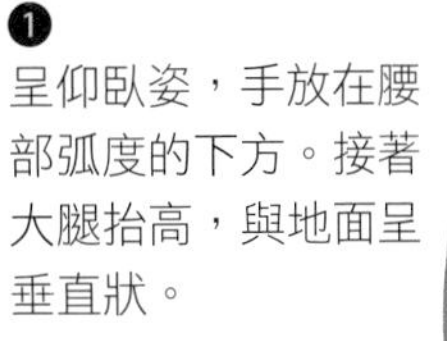

❷
邊用手確認，邊伸展膝蓋，以防腰部弧度走樣。在做杖式時，也要維持這種感覺。

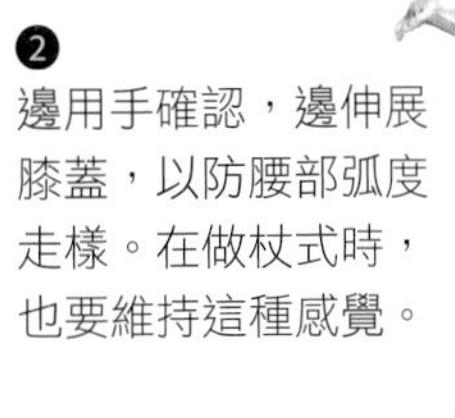

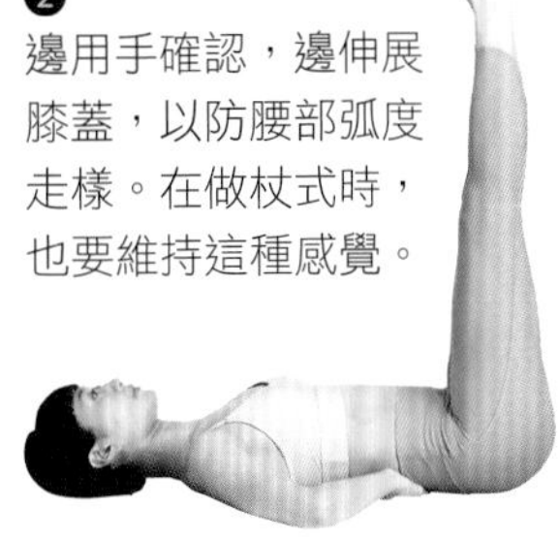

有助放鬆身心

3 種休息姿勢

鱷魚式

Makarasana

呈俯臥姿後全身放鬆，這是瑜伽最具代表性的休息姿勢之一。由於全身壓在地面上而容易感覺到腹部的動作，可體會到深度放鬆後腹式呼吸的舒適感。

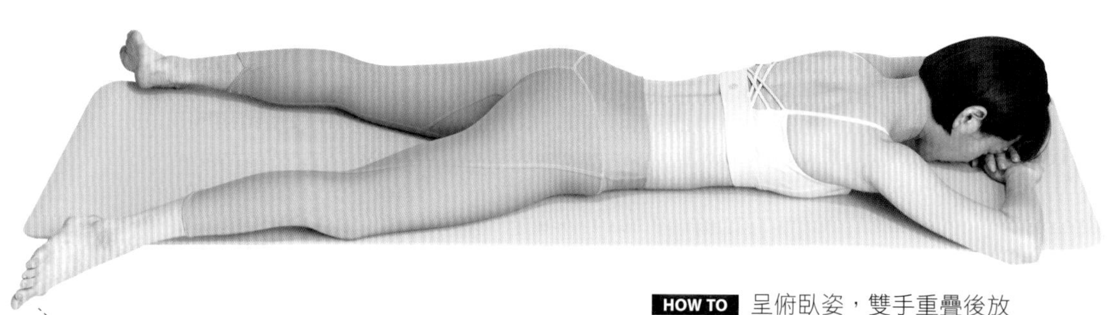

腳尖朝外，雙腳大幅度張開超出瑜伽墊。

HOW TO 呈俯臥姿，雙手重疊後放在額頭下方。雙腳大幅度張開超出瑜伽墊，腳跟朝內、腳尖朝外。閉上眼睛，自然呼吸，好好放鬆。

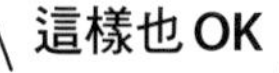

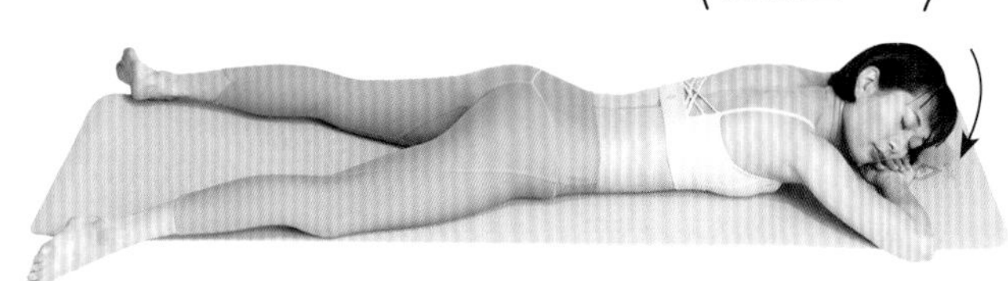

若頭部會不舒服的人，可將臉部朝向側邊，最重要的是要用放鬆的姿勢好好休息。原本就容易走路內八的人，腳尖朝內也 OK。

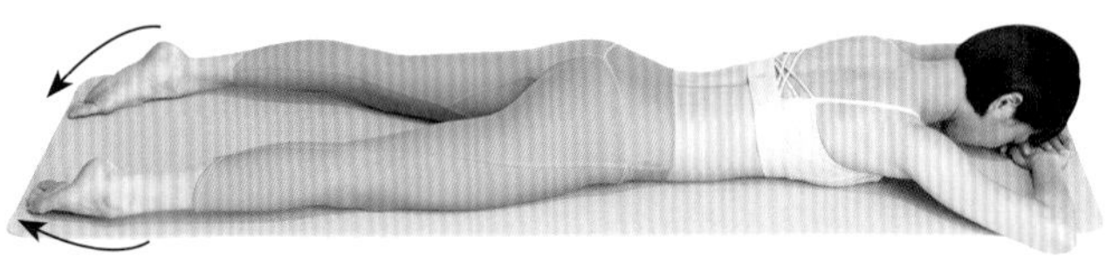

NG

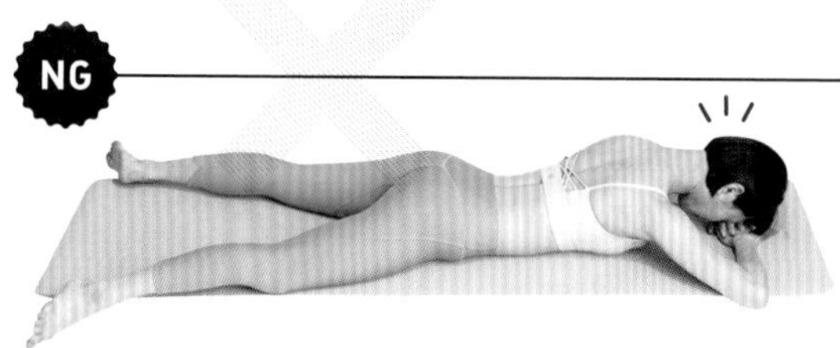

請避免下巴過度內縮，導致頸部縮起來，造成肩膀和後背的緊繃

攤屍式

Savasana

做完各種瑜伽動作後進行攤屍式的目標，就是要全身徹底放鬆好好休息。還不習慣的人也許會覺得「徹底放鬆力氣」很難。為此，請透過瑜伽的概念，好好練習將身心完全放下，以達到最終步向死亡的目標。

雙腳也要放鬆張開來，包含腳尖的部分也要完全放鬆。

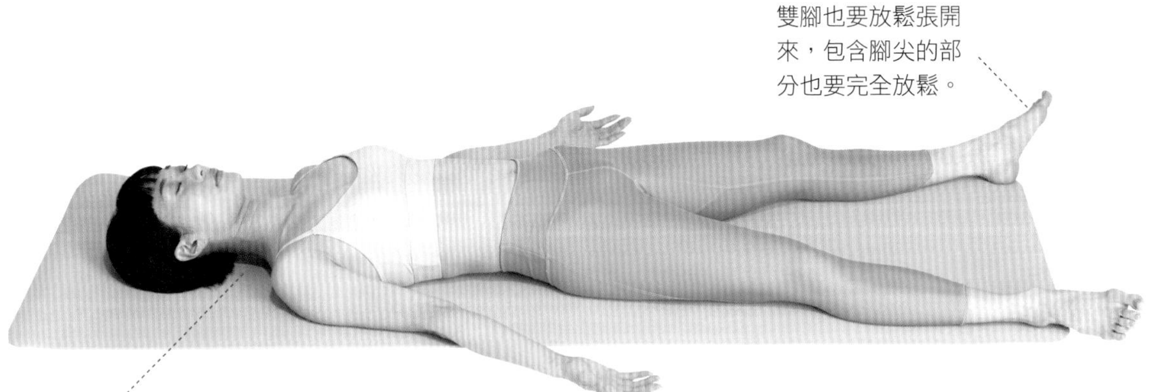

放鬆肩膀的力氣，臼齒不要出力，臉部的力氣也要放鬆。

雙手放在身體側邊，放在輕鬆的位置伸展開來，手掌朝向天花板。

HOW TO 仰躺，雙腳輕鬆地張開，雙手的手掌朝向天花板，包含指尖都要完全放鬆。手腳不容易完全放鬆的人，可以稍微晃動一下，會比較容易放鬆力氣。閉上眼睛，感覺身體像是要沉入瑜伽墊般，反覆進行腹式呼吸，放鬆全身。

嬰孩式

Child's Pose

做完脊椎後彎的瑜伽動作，或是，腰部周圍縮起來感覺緊繃時，甚至是在高難度的瑜伽動作空檔等，都能做一下嬰孩式。由於大腿會壓迫到腹部，因此嬰孩式很容易感覺到腹式呼吸，不過餐後和孕婦最好避免做嬰孩式。

手掌朝上，放在雙腳側邊攤開平放。

額頭貼地後下巴稍微內收，須留意頸部不能縮起來。

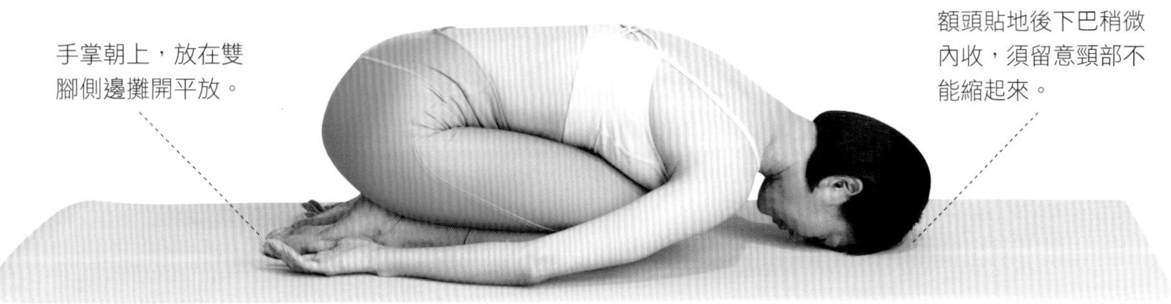

HOW TO 從正坐姿勢開始，將身體往前傾倒後額頭貼地，手掌朝上置於雙腳側邊攤開平放。順著體重使全身力氣放鬆，慢慢地進行腹式呼吸。

平衡身心狀態

5 種適合冥想的坐姿

進行各種瑜伽動作，為得就是使身體調整至平衡狀態，以便在冥想時能有筆直的坐姿；坐姿可說是瑜伽的終極姿勢。在此，將為大家介紹初學者也容易完成，最具代表性的 5 種基本坐姿。進行冥想時，請選擇自己容易做的坐姿來進行吧！

達人坐

Siddhasana

自古以來，這是瑜伽修行者常用於冥想的瑜伽姿勢。此坐姿能刺激會陰部，進而改善能量的流通。此外，只要精通達人座，有時還有助於醒悟。正如「達人」一名所言，在各種坐姿中的定位格外不同。

HOW TO 將左腳的腳跟放在會陰部（外陰部與肛門之間），再將右腳的腳跟疊上去。雙手放在膝蓋上方或手掌朝上都 OK。

CHECK POINT

不論哪一種坐姿，最重要的就是骨盆立起後能舒適地坐著。此外，體重平均地落在坐骨上，脊椎舒服地伸展開來也是很重要的關鍵。下巴稍微往內，視線看向前方或鼻尖。原本達人坐是要閉上眼睛，不過初學者也可以半睜開眼睛進行。

吉祥坐

Swastikasana

覺得「達人坐」比較困難的人，可用吉祥坐代替，這是最容易長時間保持穩定的坐姿。

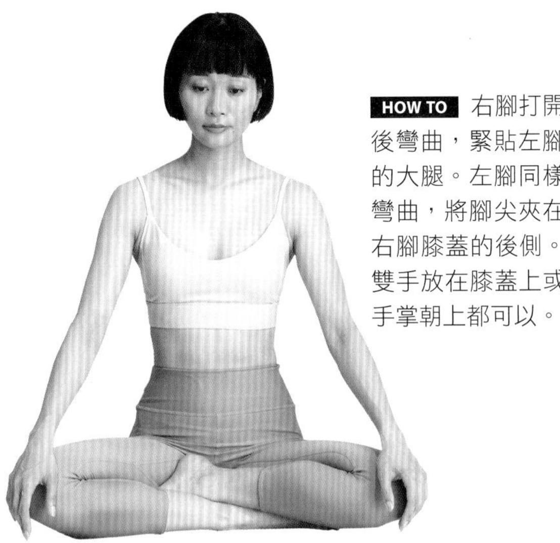

HOW TO 右腳打開後彎曲，緊貼左腳的大腿。左腳同樣彎曲，將腳尖夾在右腳膝蓋的後側。雙手放在膝蓋上或手掌朝上都可以。

半蓮華坐

Ardha-padmasana

「蓮華坐」是將雙腳腳背放在大腿根部，而「半蓮華坐」則是單腳腳背放在大腿根部。由於髖關節會大幅度打開，因此容易走路內八的人，不要勉強進行此坐姿。

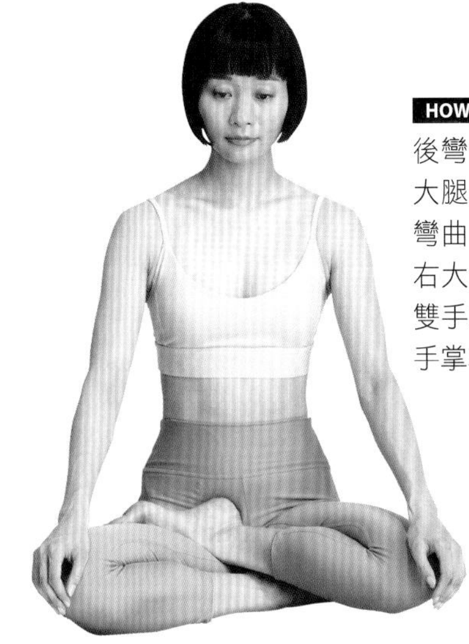

HOW TO 右腳打開後彎曲，緊貼左腳大腿。左腳也一樣彎曲，將腳背放在右大腿的根部後，雙手放在膝蓋上或手掌朝上也可以。

正坐

Vajrasana

這是日本人十分熟悉的嚴謹坐姿。骨盆最容易立起，且容易感覺到背肌的伸展。但缺點則是容易腳麻，很難長時間停留維持。

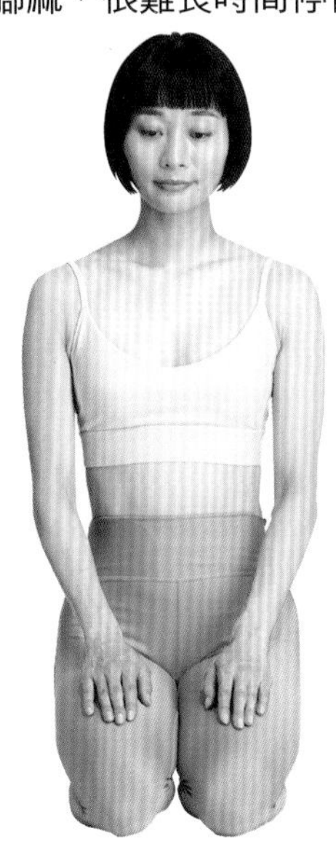

HOW TO 雙腳腳跟併攏，臀部放在腳跟上坐好。腳尖不能重疊。雙手放在大腿上方，或手掌朝上也 OK。

割坐

Virasana

別名「英雄坐」。由於會將雙腳的根部朝內，因此容易走路內八且不擅長盤腿坐的人，特別推薦此坐姿，能藉此調整身體平衡。

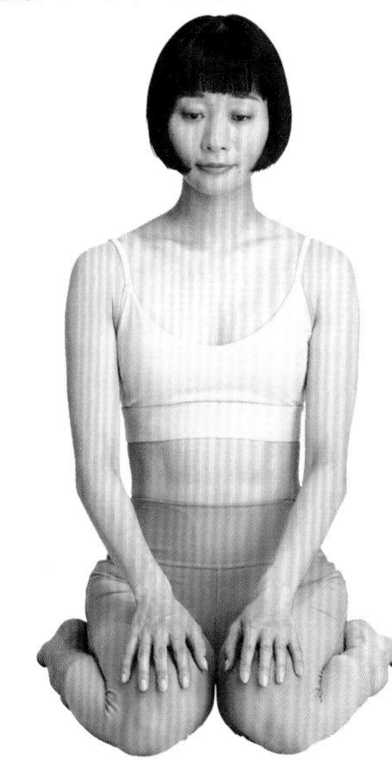

HOW TO 膝蓋著地跪下，雙腳腳尖打開後臀部貼地。腳跟緊貼臀部側邊，腳尖則朝後伸展開來。雙手放在膝蓋上，或手掌朝上也 OK。

Meditation
COLUMN
冥想小知識 ❶

相信很多人為了提升瑜伽的有效程度，會想試試看冥想吧！其實冥想的種類十分多樣化。在此透過容易理解，能顯示出大腦活動狀態的「腦波」，來為大家說明各種類型的冥想。請大家參考看看，以找出適合自己的冥想方式。

首先瑜伽的冥想是屬於「θ（Theta）波冥想」。θ 波是人清醒時與睡眠期間，在夢和現實之間會出現的腦波。就像所謂極限集中精神下的「境界」一樣，深度專注與放鬆狀態並存，對於普通人而言，可說是有些難以進入的狀態。

與此相對「α（alpha）波冥想」，則是只要閉上眼睛，任何人都能出乎意料的簡單做到。放鬆後就會出現的 α 波，可說是最適合讓忙碌運作的大腦，快速獲得休息的最佳方法。

另一方面，還有持續對某一個對象強烈「關注」的冥想法，被分類在「β（Beta）波冥想」當中，會在意識完全清醒的狀態下進行。進行 β 波冥想時大腦會一直處於活躍運作的狀態，因此並不會放鬆下來。

然而，若是想藉由冥想其深度專注的用意，來消除雜念，瑜伽的體位法（瑜伽動作）也是很合適的方法。這些瑜伽動作可經由集中精神刺激身體，使大腦停止思考。因此，將焦點放在內在的體位法，也才會稱作「動態冥想」。

最後是關於冥想時的姿勢。如果脊椎沒有調整到筆直狀態，無論身心都無法處於「中庸」，也就是正中狀態，這樣便無法體會到冥想的效果。因此，為什麼透過體位法調整脊椎這麼重要，相信各位都已經明白了。

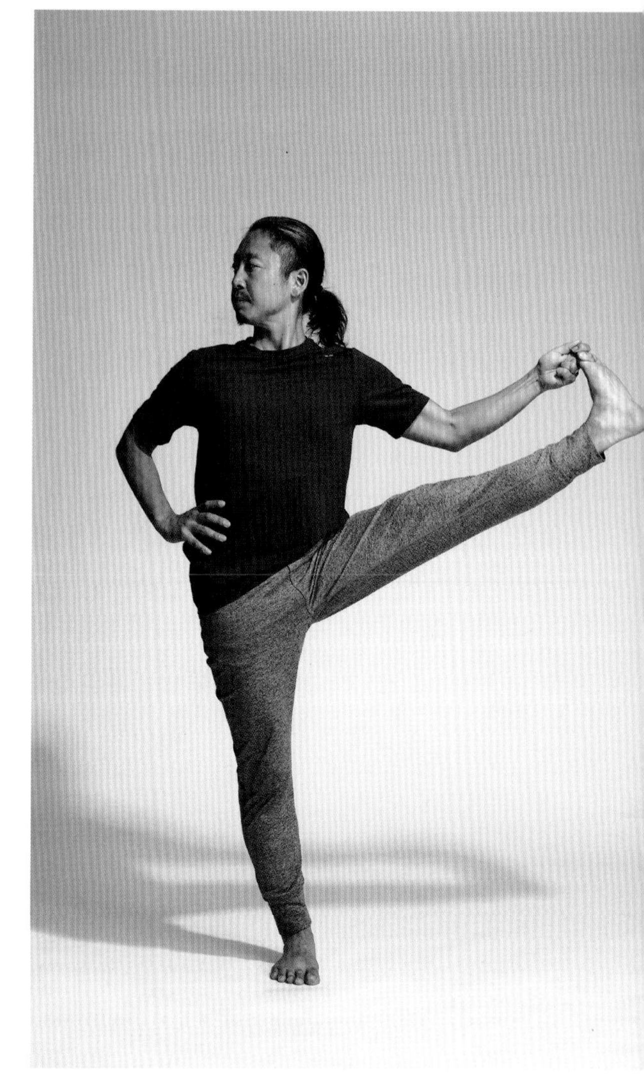

“瑜伽屬於「動態冥想」的一種，同樣有助於消除雜念”

PART

YOGA TEXTBOOK

拜日式
完整動作指南

SUN SALUTATION

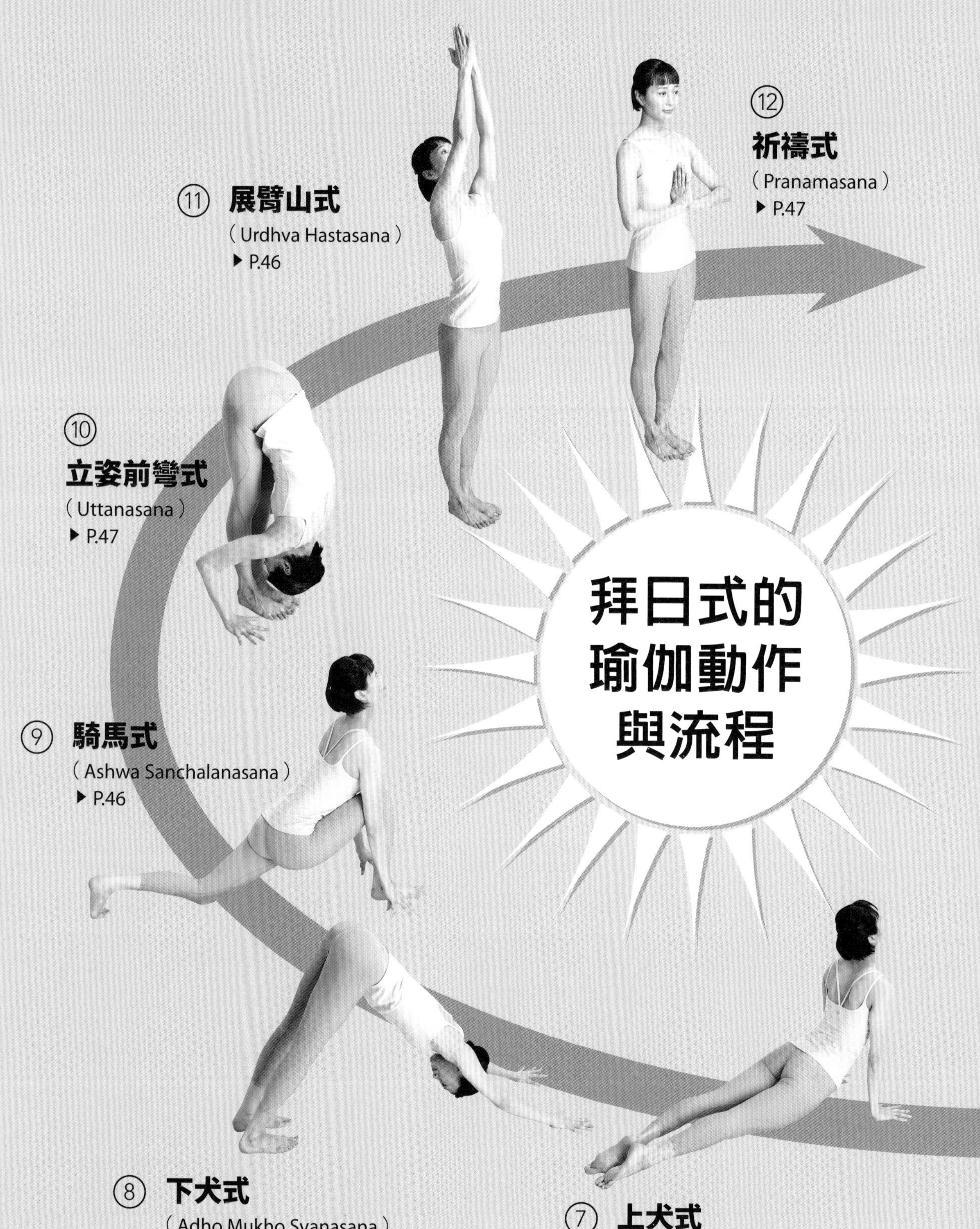
⑫ 祈禱式
（Pranamasana）
▶ P.47
⑪ 展臂山式
（Urdhva Hastasana）
▶ P.46
⑩ 立姿前彎式
（Uttanasana）
▶ P.47
拜日式的
瑜伽動作
與流程
⑨ 騎馬式
（Ashwa Sanchalanasana）
▶ P.46
⑧ 下犬式
（Adho Mukho Svanasana）
▶ P.44
⑦ 上犬式
（Urdhva Mukha Svanasana）
▶ P.42

①
祈禱式
（Pranamasana）
▶ P.36
②
展臂山式
（Urdhva Hastasana）
▶ P.37
③ 立姿前彎式
（Uttanasana）
▶ P.38
④ 騎馬式
（Ashwa Sanchalanasana）
▶ P.39
⑤ 棒式
（Kumbhakasana）
▶ P.40
⑥ 八肢點地式
（Ashtanga Namaskara）
▶ P.41
掃描 QR code 看影片

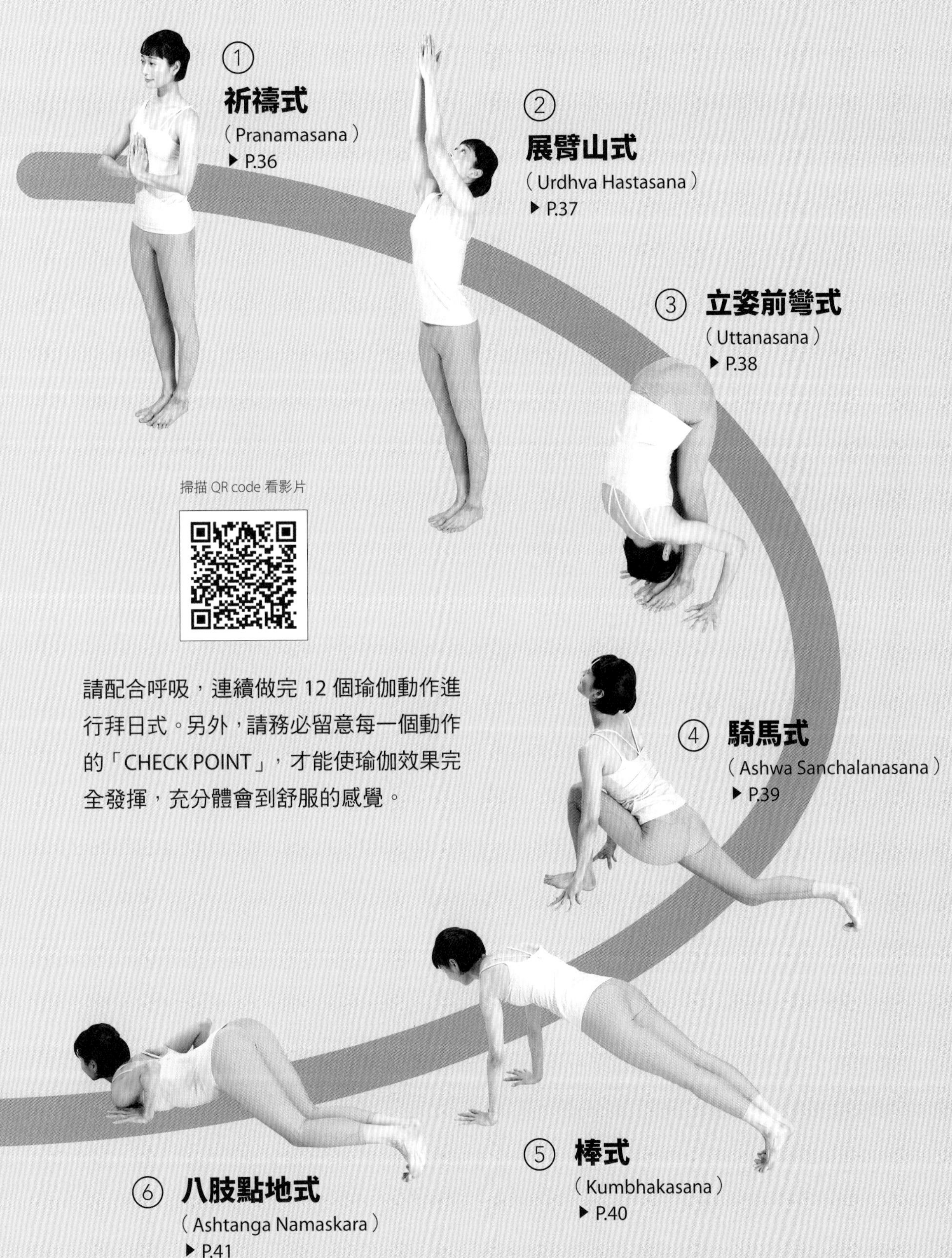

請配合呼吸，連續做完 12 個瑜伽動作進行拜日式。另外，請務必留意每一個動作的「CHECK POINT」，才能使瑜伽效果完全發揮，充分體會到舒服的感覺。

①

祈禱式

Pranamasana

拜日式的起點，就從雙手於胸前合十的祈禱式開始。下半身不須無謂使力但要保持穩定，同時感覺胸部舒服地擴展開來。

CHECK POINT

手肘往斜前方伸出去，雙手用力合十

雙手手肘稍微往斜前方伸出去，大拇指的根部放在心窩處。雙手與地面呈平行用力互推，如此一來，肩膀便會順勢往下使胸部打開，呈現穩定的姿勢。

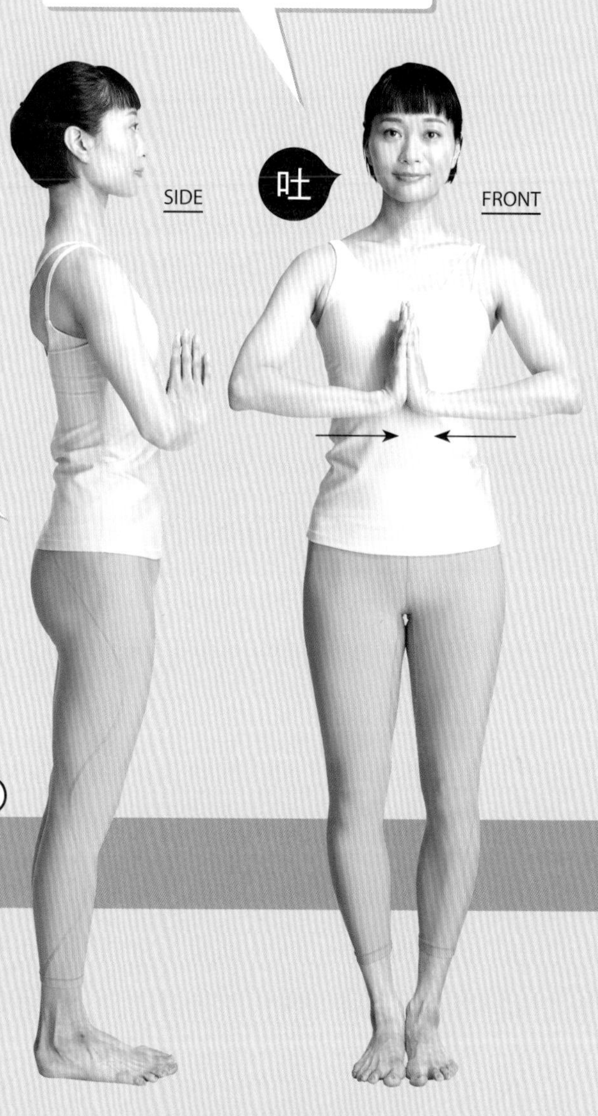

CHECK POINT

骨盆抬高、膝蓋放鬆，筆直站好

腰部不能後彎或拱起。膝蓋稍微放鬆，並留意不要伸展到後彎的程度！利用下述動作掌握感覺之後，下半身才不會無謂使力。

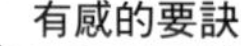

有感的要訣

務必將骨盆立起，確實站好

用手做出三角形後將大拇指放在肚臍上，再用力內縮鼠蹊部。接著，伸展上半身後骨盆便會立起，使動作的根基更加穩定。

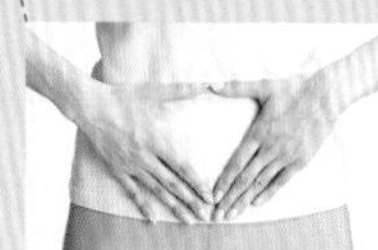

以山式（P.24）站立將雙腳併攏，站在瑜伽墊前方。肩膀往下，使頸部維持在拉長的狀態。

一面吐氣，一面雙手合十，將大拇指的根部放在心窩處。頸部不能縮起來，此時也要維持肩膀往下的狀態。

②

展臂山式

Urdhva Hastasana

這個動作的重點，在於使肩胛骨往前頂出去，手臂朝前方伸直。感覺像是要往上伸展，同時胸部也要舒服地後彎。

CHECK POINT

手臂往斜前方伸展，同時腹部內縮

若只將手臂抬高，腹部一定會受動作影響而容易凸出來。參考下述動作將手臂往斜前方伸展之後，腹部便容易使力，也能防止腰部後彎。

吸

CHECK POINT

請從胸部開始，不要從頸部或腰部後彎

關鍵在於從胸部開始打開。若感覺只能從頸部或腰部，才容易後彎，請先一面張開肩胛骨，一面打開胸部，就能正確且舒服地後彎脊椎。

有感的要訣

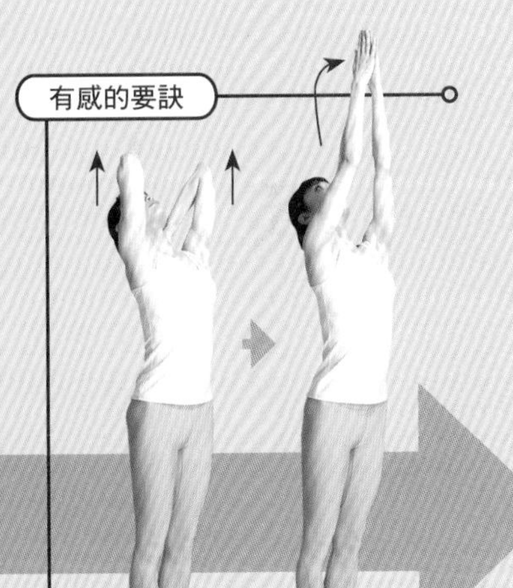

肩胛骨打開後，胸部自然能舒服地後彎

雙手交握放在後腦杓，頭往上看使手肘朝向天花板推出去。維持這個狀態，同時雙手合十抬高之後，即可掌握到胸部後彎，腹部也會自然抬高的感覺。

NG

下巴凸出、頸部及腰部縮起來的話，一定會很不舒服

若只將頭部往後倒，勉強做出後彎的動作，是無法有效伸展脊椎的。切記，頸部及腰部不能縮起來，並提醒自己從胸部開始動作。

一面吸氣，一面將雙手合十後往斜上方伸展。下巴稍微往內收，視線朝向指尖，而不是將頭部往後倒。

③

立姿前彎式

Uttanasana

想要毫無壓力的前彎，其祕訣在於如何使用「腹部」和「手肘」。一面感覺脊椎舒服地伸展開來，同時在能力範圍內伸展大腿後側。

CHECK POINT

拉高腹部，伸展脊椎後前彎

在腹部放鬆、未使用腹肌的狀態下前彎的話，會造成腰部負擔，進而帶給脊椎壓力。為此，請將腹部確實拉高，從腰部開始往上伸展，再將上半身往前傾倒。

EASY

膝蓋在能力範圍內，盡可能伸展即可

大腿後側僵硬的人，膝蓋不用勉強打直，可稍微彎曲。請以雙手貼地，伸展脊椎為優先。上手後再慢慢試著打直膝蓋即可。

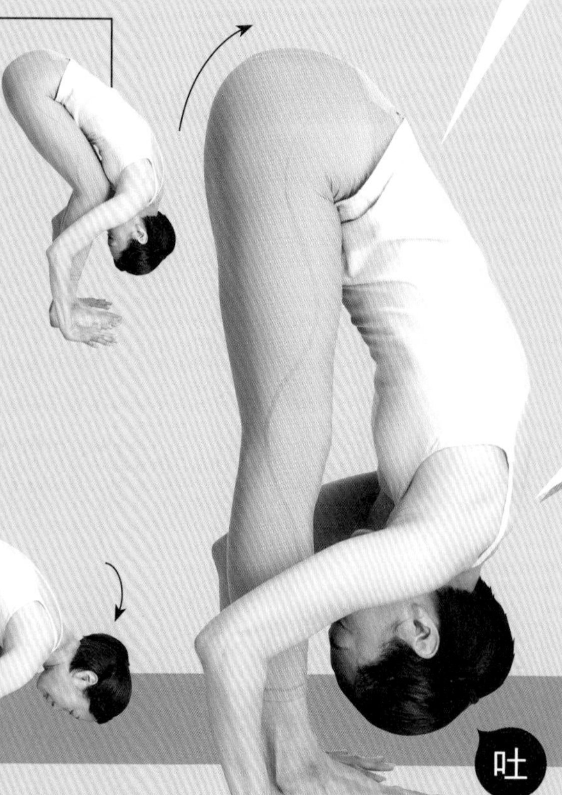

CHECK POINT

手肘拉回來、腋下夾緊後，頸部就不會縮起來

手肘往後拉，腋下就會跟著夾緊，同時會出現肩膀往下的感覺。肩胛骨打開後頸部就會瞬間伸展開來，如此一來，脊椎的拉筋效果會更好。

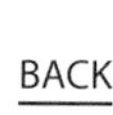

BACK

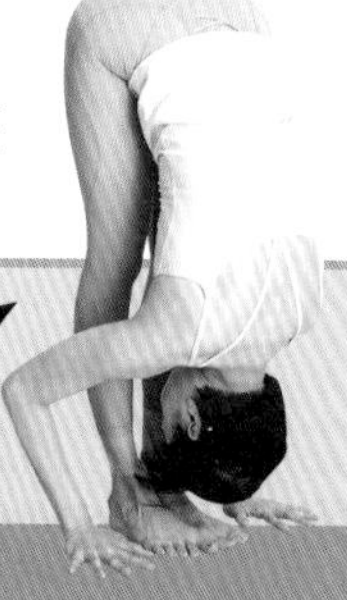

一面吐氣，一面以膝蓋稍微彎曲的狀態，進行前彎，同時雙手於雙腳兩側貼地。接著，抬高臀部，在能力範圍內伸直膝蓋。

NG

若手肘打開，肩膀會縮起，造成頸部無法伸展

有別於手肘夾起來的動作，將變成肩胛骨闔起、肩膀縮在一起的狀態。如此一來頸部會縮起來，脊椎也就無法確實伸展開來。

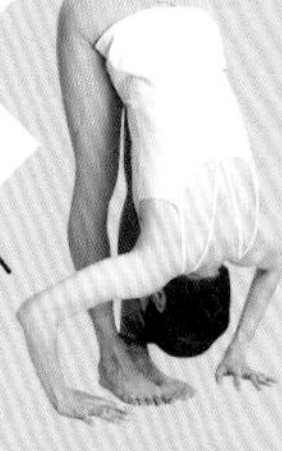

④

騎馬式

Ashwa Sanchalanasana

這是能使髖關節前後大幅度彎曲、伸展的瑜伽動作。有些人會將後腳的腳尖伸直貼地，但若是立起腳尖進行，能幫助用力抓地使動作更容易完成。

CHECK POINT

肩膀持續往下，將胸部大幅度打開

手指立起、指尖貼地後，肩膀就會往下且容易將胸部打開。此時，只能將視線往斜上方看，不能讓頸部往後方用力，以免縮起來。

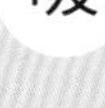

NG

上半身前傾，靠在大腿上

背部拱起前傾的話，後腳的髖關節便無法確實伸展開來。另外，雙腳距離太短也會造成相同問題，因此要多加留意。

一面吸氣，一面將右腳大幅度向後伸展，使趾尖貼地踩穩。雙手指尖立起，接著，上半身抬高，再把視線朝向斜上方看。

CHECK POINT

骨盆朝向正面，同時將腳大幅度往後伸展，使雙腳前後打開

骨盆要確實朝向正前方，避免單腳往後伸直後，造成身體扭轉歪斜。此外，盡可能將腳大幅度往後拉，如此，雙腳就能確實從髖關節開始前後打開，充分伸展。

⑤

棒式

Kumbhakasana

別名平板式。為了輕鬆撐起筆直伸展的身體，除了單靠手支撐之外，重點是要有效運用軀幹部位的肌力。

CHECK POINT

將手臂往外推，把肩胛骨擴展開來

為了使瑜伽動作穩固不動，須將手臂往外推，並確實將肩胛骨擴展開來。肩胛骨在背部靠攏的狀態下，肩膀肌肉無法完全施力，甚至會對關節造成負擔，進而受傷。

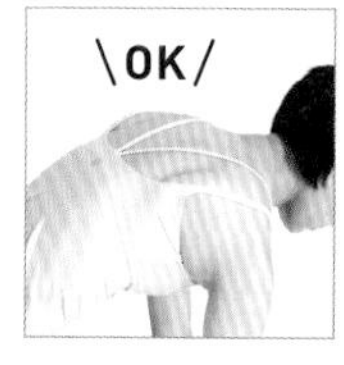

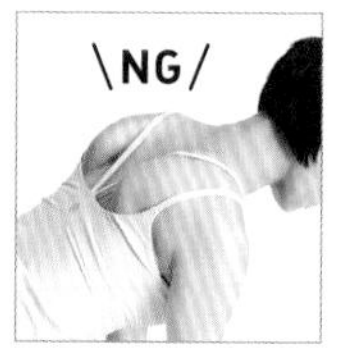

CHECK POINT

臀部稍微抬高，內縮腹部

想要輕鬆撐起身體，祕訣在於將胸部抬高後腹部也要記得往內縮。同時，為了防止腰部後彎，臀部若能稍微抬高一點的話，腹部的肌力會更容易發揮出來。

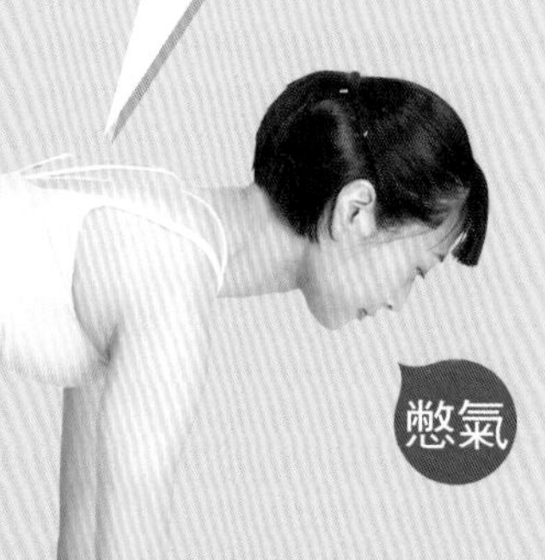

吸氣後保持不動，左腳先往後伸展再將雙腳併攏。用雙手支撐體重，全身從頭部到腳跟都要保持一直線。

肩胛骨沒有確實展開，腰部又往下掉

連結肩胛骨與肋骨的肌肉無法確實發揮作用，導致肩膀的根基不穩定。此外，腰部後彎並往下掉，腹肌沒有正確使力，也就無法達到棒式的效果。

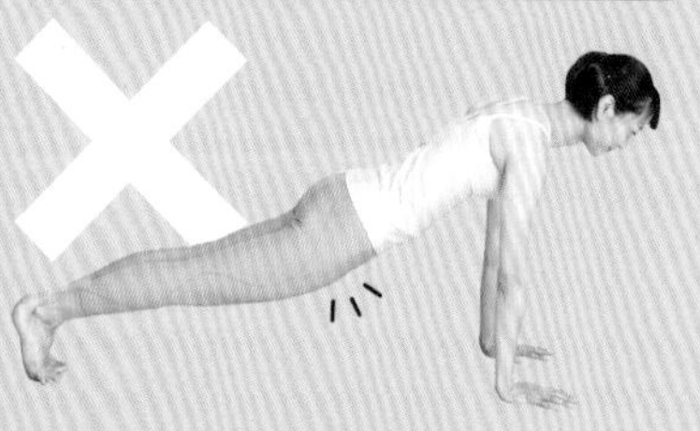

CHECK POINT

手肘容易後彎的人，可稍微彎曲些

當手肘伸展到後彎的程度時，可能會造成疼痛，屬於NG動作。為此，容易反彎的人可維持稍微彎曲的狀態，如此一來靠手臂的肌力，就能確實支撐。

6

八肢點地式

Ashtanga Namaskara

利用下巴、胸部、雙手、雙肘、雙腳的腳尖，共計 8 個地方支撐體重的瑜伽動作。須留意腰部和肩膀不能縮起來，但也不要勉強，在能力範圍內進行即可。

CHECK POINT

讓臀部往上頂，腰部自然後彎

做這個瑜伽動作的目標，是要將下巴與胸部貼地，在不會無謂使力的狀態下，使脊椎呈現自然的弧度。一面將臀部往上頂，一面順勢舒服地後彎腰部。

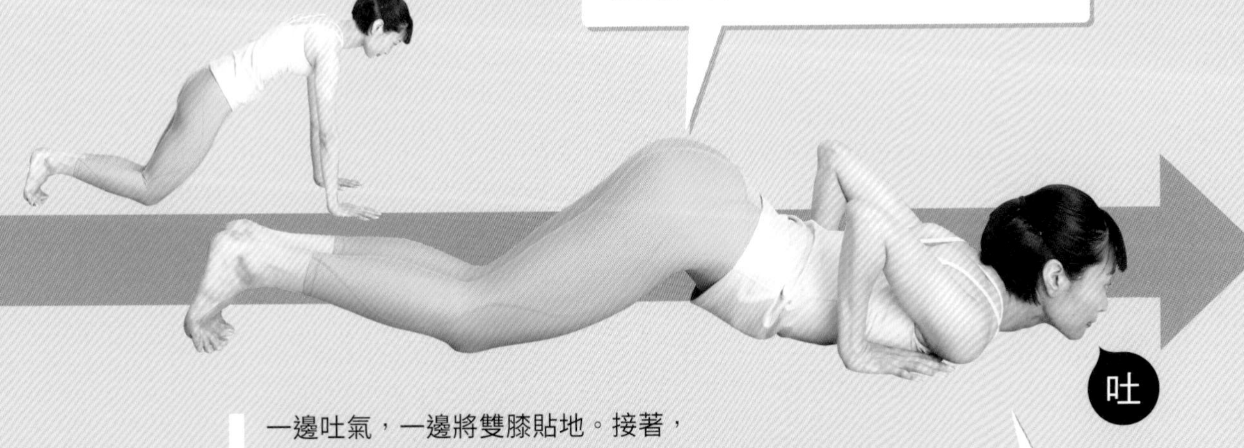

一邊吐氣，一邊將雙膝貼地。接著，慢慢地彎曲雙肘，同時依序將胸部、下巴逐漸貼地，臀部向上頂起。

CHECK POINT

腋下確實夾緊後，肩膀往下壓

若腋下打開，肩膀就會縮起來，造成胸部無法確實打開。因此，要記得將腋下夾緊，讓肩膀自然往下，使頸部能舒服地伸展開來。此外，還有一個重點，手肘也要稍微施力往後拉。

NG

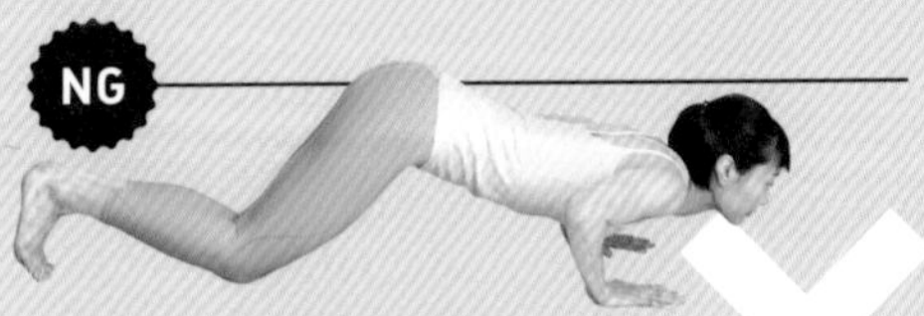

若沒有將臀部確實往上頂高，會變成前傾的緊繃狀態

若身體往下降，整個臀部就會往前移動，如此會造成肩膀和頸部容易縮起來。同時，胸部及手臂也會額外使力，無法處在舒服的狀態。

⑦

上犬式

Urdhva Mukha Svanasana

英文又稱作 Upward Facing Dog。十分類似「眼鏡蛇式」（P.96），但不同的地方在於胸部會往前頂出去超出手臂。另外，還須留意要將肩胛骨大幅度往後拉。

CHECK POINT

雙腳筆直伸展後，左右腳的腳踝呈平行狀

藉由雙腳打直呈平行狀，往後伸展的方向才會固定。腳踝僵硬的人，離地也沒關係。重點是整隻腳從髖關節到腳跟都要串連起來，感覺是很舒服地伸展開來。

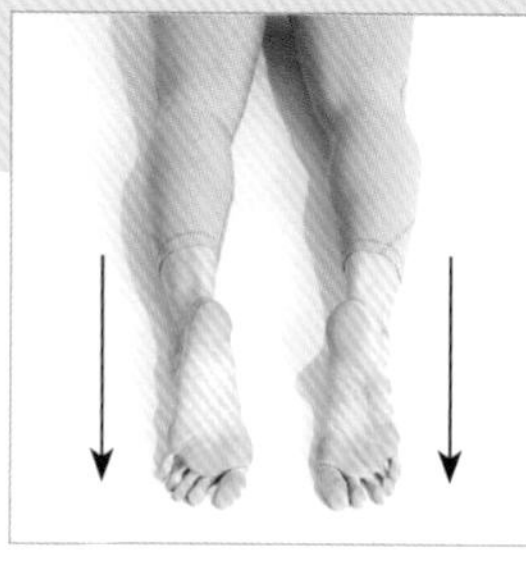

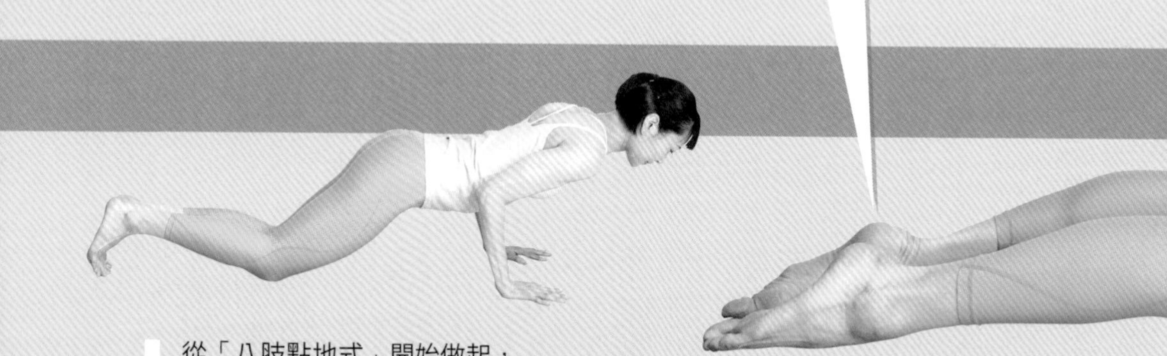

從「八肢點地式」開始做起，一面吸氣，一面用手臂推地，抬高上半身，並將雙腳的腳背貼地後伸直。接著胸部打開，伸展頸部前方之後，視線朝向斜上方看。

NG

腳尖不可朝外或朝內

腳尖朝外的話，臀部肌肉會使力導致腰部縮起來。反之，腳尖朝內的話，同一時間腳會無法筆直伸展，所以都是 NG 的動作。

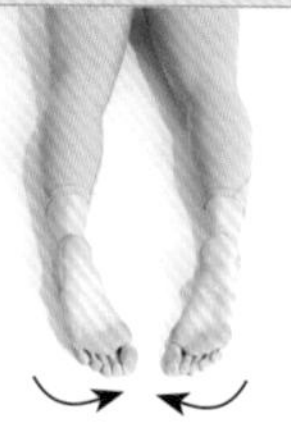

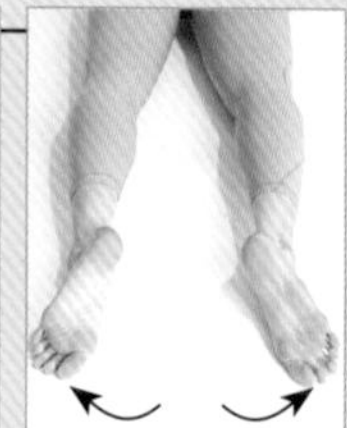

CHECK POINT

手臂往後拉，把胸部往前頂出去

用手壓著地板同時將手臂往後拉的話，頸部會變得很輕鬆，且上半身會有瞬間往上伸展的感覺。如此一來，沿著脊椎的肌肉才會發揮作用，進而使胸部自然且容易地伸展開來。

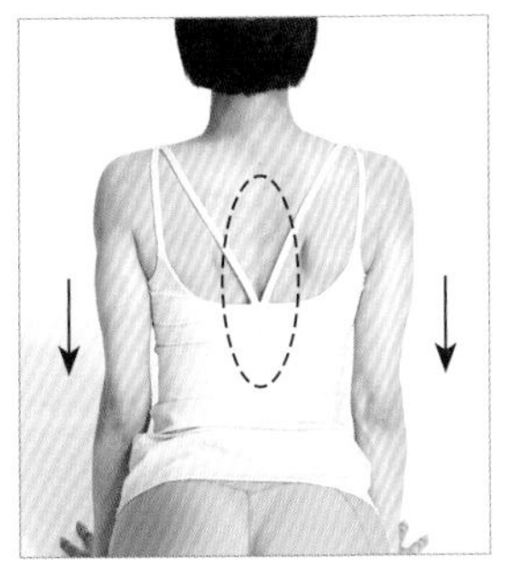

吸

CHECK POINT

下腹部拉高後，髖關節就能確實伸展開來

若下腹部完全放鬆不使力，上半身就無法順利往上伸展。因此，祕訣在於臀部不出力，而是將下腹部往上拉高，使恥骨（跨下的骨頭）往前頂出去，讓髖關節舒服地伸展開來。

有感的要訣

運用下腹部將胸部打開的「坐姿上犬式」

將下腹部拉高後，上半身自然會受到支撐。腹部的肌肉與肋骨相連結，因此胸部也會自然打開。請試著單純運用上半身，感受一下這種動作的運作方式。

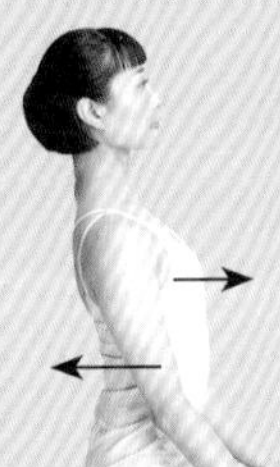

正坐後打開膝蓋，雙手放在大腿上方。保持這個姿勢將手臂一口氣往後拉，同時將胸部往前頂出去。

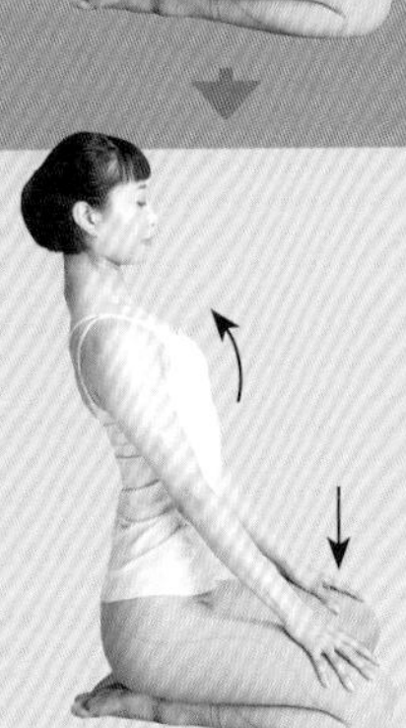

接著將雙手往下壓之後，胸部就會自然往上抬高。注意，此時下巴要往內收，視線看著胸口處。

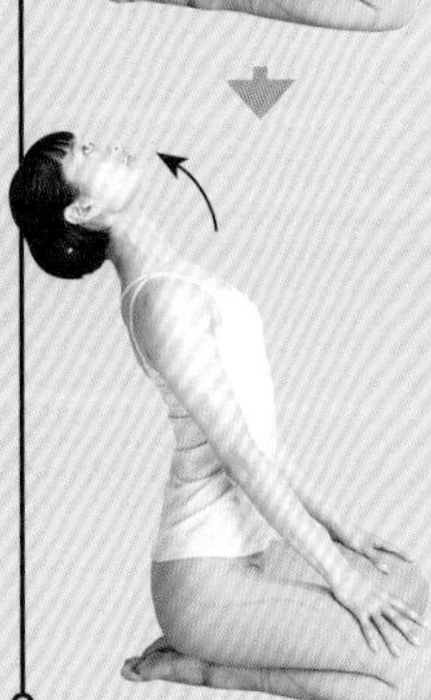

伸展頸部前側，視線往後看同時胸部後彎，但須留意不能讓頸部後方縮起來，造成頸椎壓迫。

⑧

下犬式

Adho Mukho Svanasana

這個瑜伽動作的英文稱作「Downward Facing Dog」，是一個相當受歡迎的瑜伽動作。其祕訣在於將食指放在正中央後雙手貼地，一邊抬高臉部，一邊抬高臀部。

EASY

膝蓋後側僵硬的人，稍微彎曲也沒問題

膝蓋後側很難伸展開來的人，保持腳跟離地的狀態也沒關係。重點是，從手到坐骨都要呈一直線，以伸展脊椎為優先。

CHECK POINT

「以食指為中心」腋下就能夾緊保持穩定

雙手貼地時，以食指為中心筆直朝向前方。如此一來，手肘會變得不容易打開，腋下也能夾緊，進而用力往地板壓。

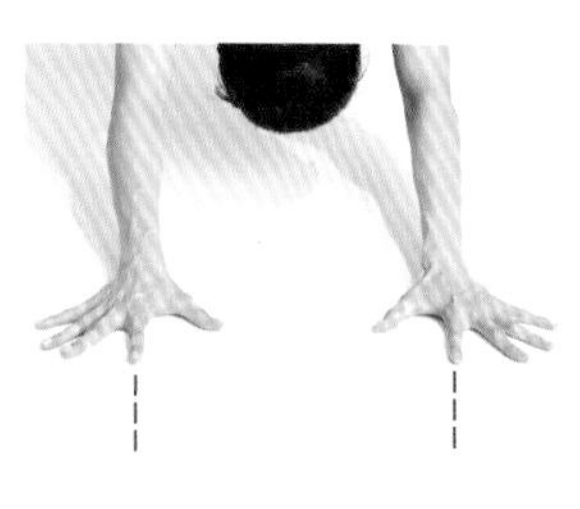

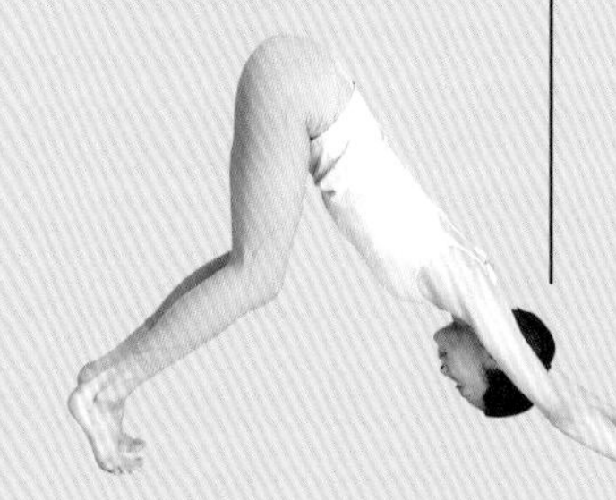

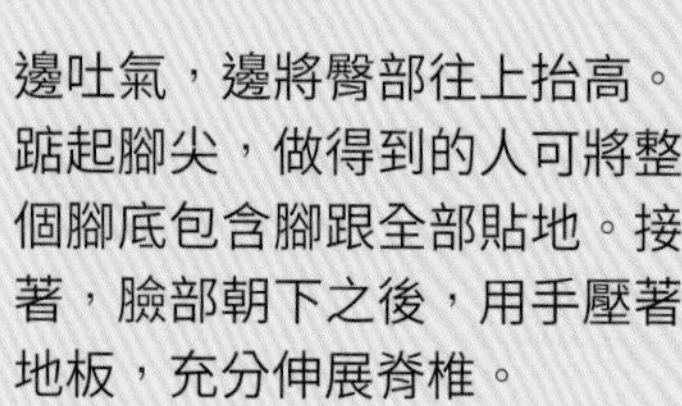

吐

邊吐氣，邊將臀部往上抬高。踮起腳尖，做得到的人可將整個腳底包含腳跟全部貼地。接著，臉部朝下之後，用手壓著地板，充分伸展脊椎。

CHECK POINT

臀部抬高時，臉部同時保持抬高的狀態

保持臉部抬高的狀態，用手支撐的力量就會變強。「以食指為中心」後用雙手根部確實壓著地板，並將臀部抬高之後，再盡量將臉部朝下。

CHECK POINT

坐骨朝向天花板，使髖關節往內縮

坐骨朝向天花板，就是將脊椎確實伸展開來的祕訣。此時，利用髖關節內縮的感覺確實彎曲，就更容易完成正確的動作。

NG

坐骨朝下，會造成腰部彎曲

若沒有刻意將坐骨朝向天花板，腰部就會隨著往下的坐骨彎曲起來，可能導致腰部受傷。

CHECK POINT

手臂向外旋轉，肩膀的根基才會穩定

雙手貼地時，須刻意將肩膀關節稍微向外旋轉（＝外旋），才不會造成手肘負擔，如此，肩膀也才會穩定。若肩膀朝內，頸部會跟著容易縮起來，因此要特別留意。

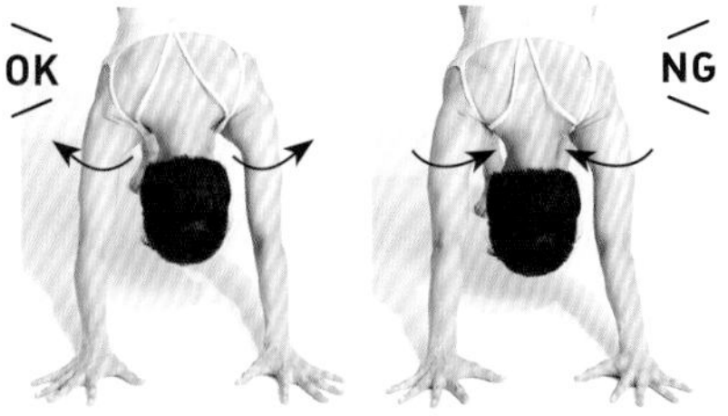

吐

有感的要訣

交互踏步，放鬆雙腳的肌肉

不容易伸直雙腳的人，也可以稍微踏踏步再同時維持動作。伸展腳跟，放鬆一下僵硬的膝蓋和大腿後側。

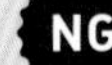

NG

若肩膀往下壓，脊椎便無法伸展

一旦肩膀往下壓，肩關節就會內旋，不容易穩定。想要確實伸展脊椎，就要讓肩膀稍微外旋開來。

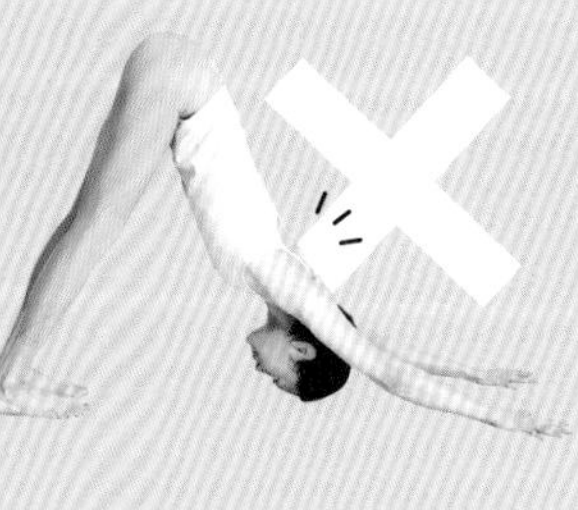

9

騎馬式

Ashwa Sanchalanasana

▶更多詳細解說，請參閱 P.39

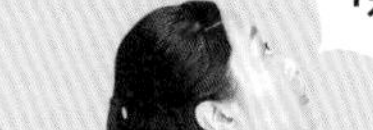

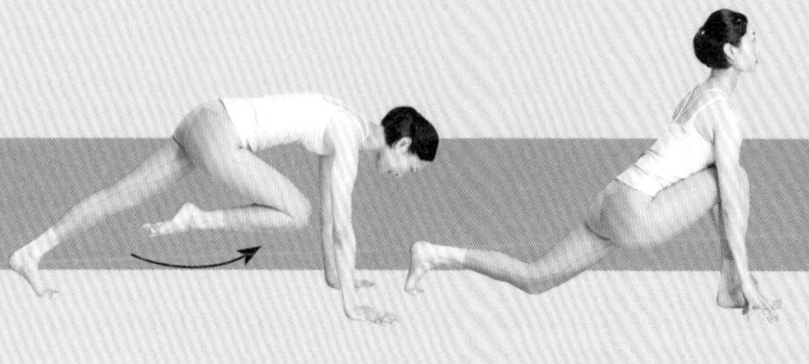

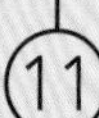

從「下犬式」開始，一面吸氣一面將右腳往前伸出去，放在雙手之間。左腳伸直後立起腳尖，再將雙手指尖立起。接著抬高上半身，視線往斜上方看。

11

展臂山式

Urdhva Hastasana

▶更多詳細解說，請參閱 P.37

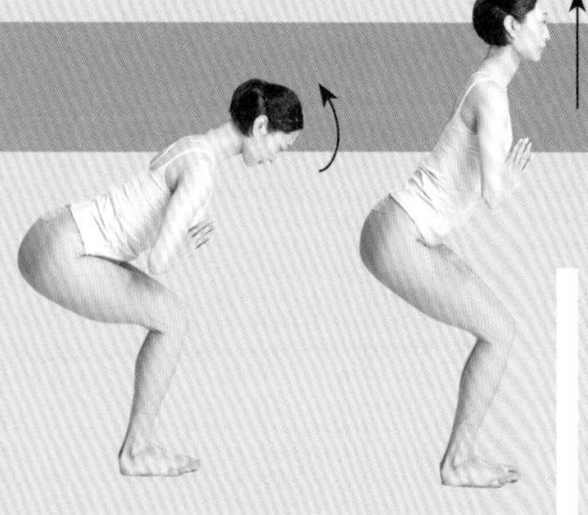

邊吸氣邊雙手合十，接著，一面伸直膝蓋一面將手往頭部上方抬高。雙手往後斜上方伸直後，下巴稍微往內收，視線朝指尖看。

⑩

立姿前彎式

Uttanasana

▶更多詳細解說，請參閱 P.38

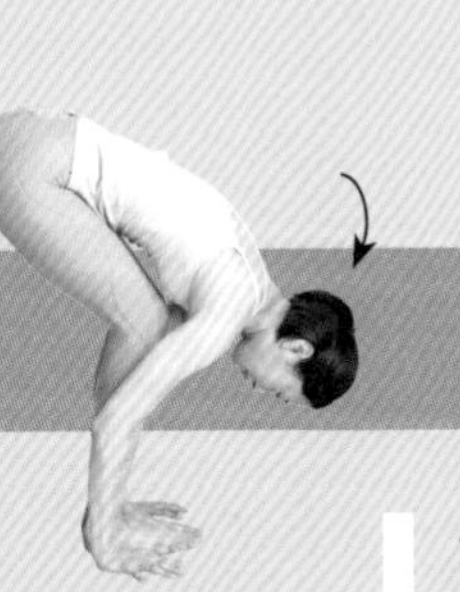

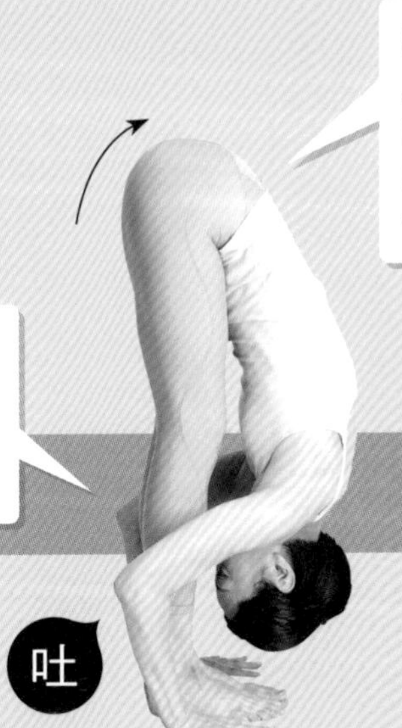

想讓腹肌發揮作用，就是要把腹部拉高，而前彎時請從腰部開始往上伸展。

手肘往後拉，腋下夾緊，肩胛骨打開後，頸部就能順利伸展開來。

吐

一面吐氣，一面左腳往前方併攏。接著膝蓋稍微彎曲，將大腿拉近，往腹部至胸部靠近。接著在能力範圍內伸直膝蓋前彎。

⑫

祈禱式

Pranamasana

▶更多詳細解說，請參閱 P.36

吐

手肘往身體斜前方頂出去，大拇指的根部靠在心窩處，雙手再合十。

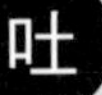

骨盆立起後保持穩定，注意膝蓋不能過度伸直到會後彎的程度。

完成單邊後，另一邊也要重複①～⑫的瑜伽動作

一面吐氣，一面將雙手往胸部的位置放下。大拇指的根部貼在心窩處，雙手合十互推後結束動作。

Meditation
COLUMN
冥想小知識 ❷

曾經有人問我「如何藉由冥想，在工作上集中注意力？」其實全神貫注於某一個對象的冥想法，只能用在步行、呼吸這類簡單的行為上，與此相對，必須用大腦處理眾多訊息的工作或創作，其做法則完全相反。

我會建議用「療癒的冥想」，也就是所謂的「α 波冥想」，讓疲勞的大腦暫時休息片刻。做法非常很簡單，就是閉上眼睛隔絕刺激，單純發呆、放鬆即可，保證有助於忙碌工作不停的大腦快速歸零。

事實上，想要迅速放鬆下來的關鍵，就是要營造感覺「舒服」的狀態。我特別推薦大家透過音樂、頌缽或鳥叫聲等具有頻率的「聲音」來放鬆。另外，也可以去看看森林、大海及夕陽等大自然景色，而且不必實際去現場看，光想像就可以了，只要是大腦會感到具深度、夠寬廣的空間即可。想像個 3～5 分鐘的時間就綽綽有餘，但是不能隨意為之，盡量不要妨礙到工作及生活。

除此之外，也要請大家留意「腦內對話」的情形。語言是讓左腦運作，用大腦進行邏輯性的思考。想要停止這種現象便需要冥想。總之，最重要的就是「讓對話消失」，因此最好靠音樂或風景等立體空間的想像，使用另一邊的右腦。

如果這麼做還是很難停止腦內對話的人，我更推薦利用活動身體的瑜伽體位法（瑜伽動作）讓身心放鬆下來。不僅有助於調整自律神經保持平衡、放鬆心情，使人更好入睡，精神也會變得更好。

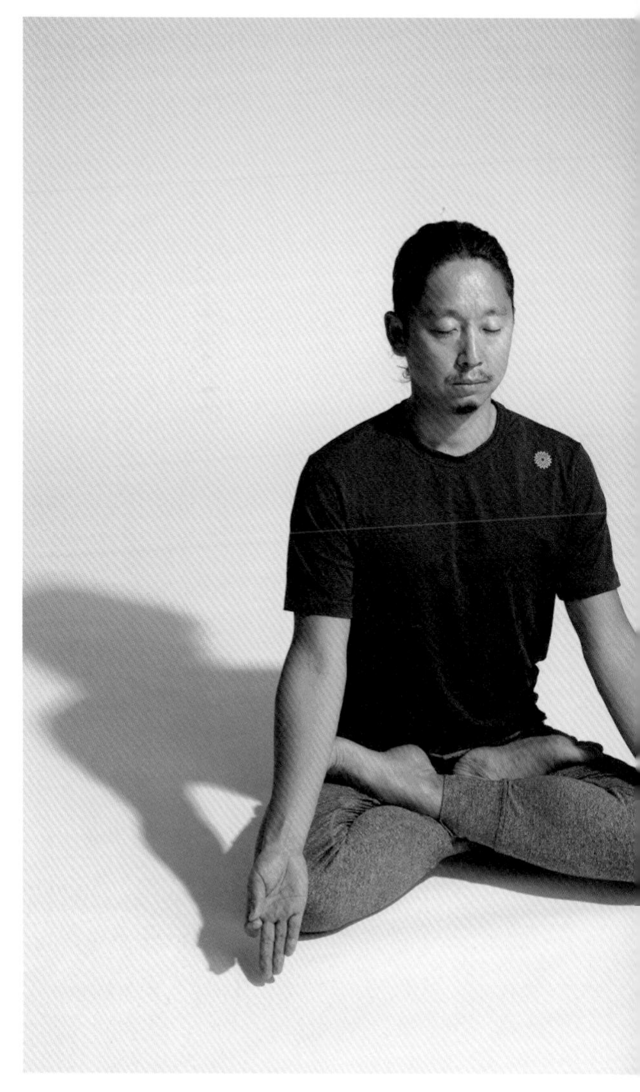

“大腦疲勞時，就靠「療癒的 α 波冥想」徹底放鬆”

PART

04

YOGA TEXTBOOK

37個 有感有效的基礎瑜珈動作

BASIC YOGA POSTURE 37

POSE 01

掃 QR code

看示範影片

三角式

Trikonasana

難易度 ★☆☆

保持下半身穩定，脊椎便能自然伸展，胸部也會順利打開

與其勉強將身體往側邊倒下去，更應該掌握的祕訣就是用下半身分量十足的根基，讓瑜伽動作保持穩定。伸展脊椎同時維持強健的身體中心後，呼吸會變輕鬆，便能體會到舒暢開放的感覺。

Body & Mind 的瑜伽功效

- B 體側軀幹變強健
- B 脊椎與髖關節（側面）變柔軟
- M 胸部打開後，精神上會更有幹勁

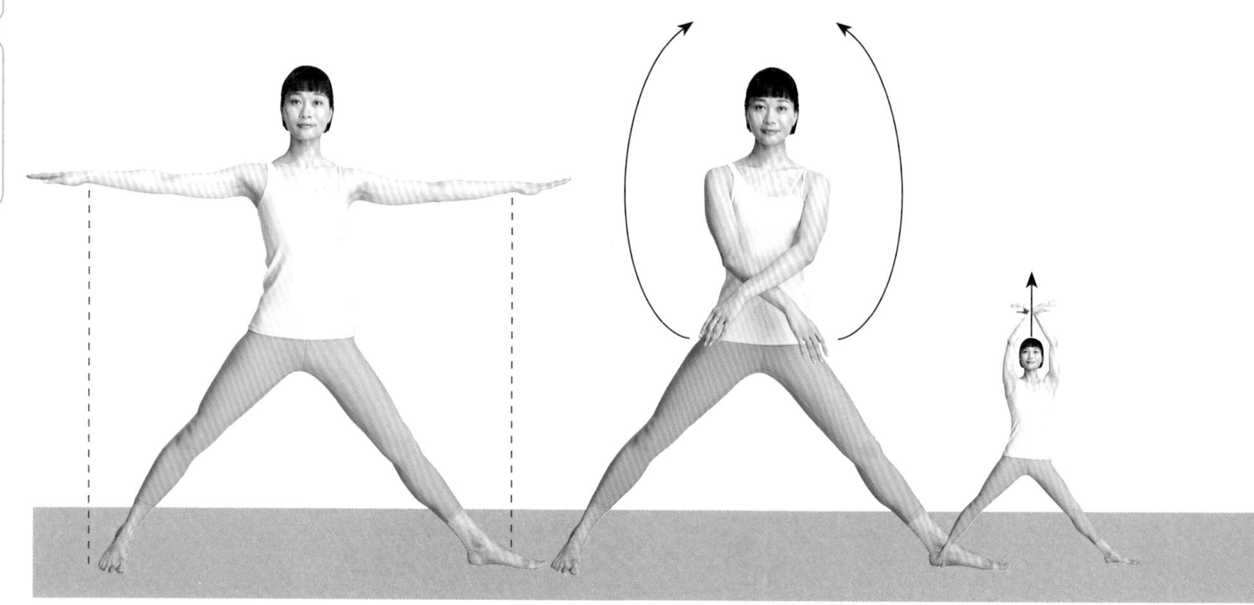

1 雙腳大幅度打開，張開雙手

以山式（P.24）站在瑜伽墊前方。單腳大幅度往後拉之後，將身體往側邊打開。接著雙手大幅度張開，再調整腳踝來到手腕的下方。後腳的腳尖可呈 90 度或稍微朝內。

2 雙手旋轉抬高，輕鬆伸展開來

雙手於身體前方交叉之後往內旋轉抬高，再把胸部打開並往上拉高。維持這個姿勢慢慢往下到肩膀高度後，手掌朝下，手臂往左右伸展。

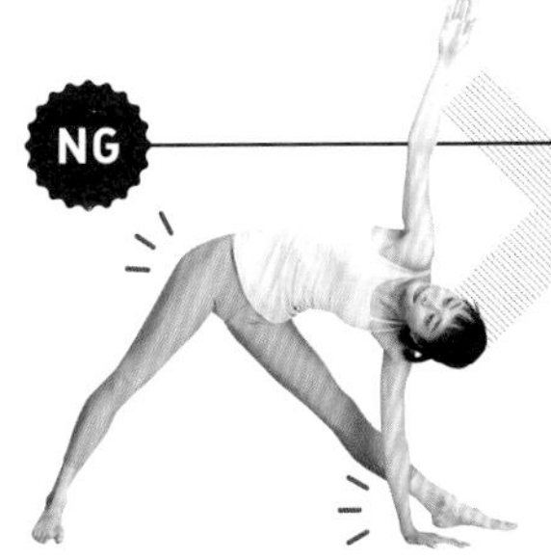

勉強將手往地面靠近，身體會向前傾。這樣臀部向後凸出，是 NG 的動作。

CHECK POINT 2

與其勉強讓身體倒下去，更應以打開胸部為優先

此動作的重點，在於將手臂從身體中心往左右伸展，並維持在此姿勢再傾倒身體。胸部大幅度打開後，也更容易做到深層呼吸。

CHECK POINT 1

肩膀往下，脊椎就會伸展開來

手臂往上旋轉再伸展，肩膀就能輕鬆往下，呈現放鬆狀態。此外，還能預防頸部縮起來，使脊椎能進一步充分伸展。

這裡的肌肉最有感！

藉由側彎，強化位於側腹部的「腹內斜肌、腹外斜肌」。如此，脊椎確實伸展後，骨盆周圍就會穩定，還能擴展髖關節的可動範圍。

指尖須保持柔軟不緊繃。

下巴須保持柔軟不能咬緊牙根。

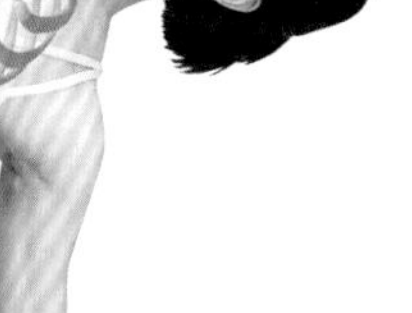

不要靠手腕壓。

膝蓋不要過度打直到後彎的程度。

腳底的足弓拉高。

3 上半身傾倒時，保持柔軟

一面將雙腳往左右推出去，彷彿要把瑜伽墊撕裂般，一面持續張開雙手，保持上半身柔軟往下傾倒。位於下方的手可觸碰腳踝或小腿，位於上方的手要朝向天花板。視線看向伸展後的指尖，維持 30 秒後，換另一邊，以相同方式進行。

CHECK POINT 3

左右腳都要用力壓！下半身才會呈現驚人的穩定度

位於臀部兩側的肌肉必須確實發揮作用，骨盆才會穩定。如此一來，可營造強健的根基，讓傾倒的上半身保持穩定。

POSE 02

掃 QR code

看示範影片

扭轉三角式

Parivrtta Trikonasana

難易度

一邊維持脊椎伸展動作，一邊深度扭轉

扭轉三角式容易以手貼地的動作為優先，但是實際上須一面維持脊椎伸展動作，同時扭轉上半身再傾倒。切記依序進行，藉由強健穩定的根基，脊椎的扭轉效果才會更好。

Body & Mind 這裡會看出效果！

- B 同時強化下半身與軀幹
- B 雙腳前後打開，藉此提升平衡感
- M 增加幹勁、專注力

CHECK POINT 1

務必將雙腳前後打開，以強化下半身

髖關節的肌肉確實發揮作用後，骨盆周圍和下半身的根基才會穩固。為此，骨盆須朝向正面避免扭轉，維持在這樣的姿勢。

1 深蹲，再將一腳向後踩，成弓箭步

以山式（P.24）站在瑜伽墊前方，雙手放在骨盆上，像深蹲一樣將臀部頂出去。接著單腳往後伸，腳尖貼地。

2 雙手張開與肩膀等高

後腳的腳跟往下踩，前腳的膝蓋打直後，再將雙手抬高至肩膀的高度，充分伸展。

EASY

手的位置，可依自身柔軟度調整

雙手無法貼地的人，不必勉強，把手靠在小腿上亦可。

TRY

若覺得很輕鬆的人，可以把手放在前腳的外側

做起來綽有餘裕的人，可將手放至前腳外側，進一步加深扭轉幅度。

CHECK POINT 3

與其勉強讓身體倒下去，更應以從肩胛骨開始扭轉身體，脊椎確實轉過來打開胸部為優先

扭轉上半身時，須將上方的肩胛骨往後拉，下方的肩胛骨往前頂，這樣扭轉胸部周圍脊椎的效果，才會更好。

CHECK POINT 2

身體扭轉後再傾倒，脊骨就能確實充分伸展

手臂伸直，維持肩膀往下的狀態。如此一來不僅能預防頸部縮起來，還能隨著上半身伸展的同時，使髖關節更加活動自如地被充分伸展開來。

NG

在頸部縮起來的狀態下，勉強傾倒身體，脊椎不僅無法被伸展開來，甚至有可能會受傷。

指尖保持柔軟。

注意手肘不能過度伸展。

下巴保持柔軟不緊繃。

膝蓋不要過度打直到後彎的程度。

雙腳用力往前後推出去。

這裡的肌肉最有感！

身體從鼠蹊部開始傾倒，能使連結脊椎和骨盆的「髂腰肌」發揮作用。若能刻意從坐骨，將頭頂往遠方伸展並維持動作的話，效果會更加顯著。

3 上半身扭轉後再往下倒

雙手伸直，身體再往前腳方向扭轉；骨盆立起，用前後腳將瑜伽墊撕裂一般，穩定下半身之後，身體從鼠蹊部開始倒下去。單手貼地，另一隻手伸向天花板，視線朝向指尖處並維持 30 秒。接著換另一邊，以相同方式進行。

POSE 03

掃 QR code

看示範影片

戰士式 I

Virabhadrasana I

難易度 ★☆☆

手臂確實推出去、胸部打開，脊椎就能順利伸展開來

此動作的目標，並非從腰部後彎，而是將胸部大幅度打開後伸展脊椎。骨盆立起，手臂從根部往上拉，接著再從後腳開始朝指尖的方向伸展，充分感覺力量的連結並停留維持動作。

Body & Mind 這裡會看出效果！

- **B** 強化頸部前方、軀幹、下半身
- **B** 使脊椎與髖關節（前面）變柔軟
- **M** 增加幹勁、專注力

CHECK POINT 1

留意腰部不能後彎！靠手的支撐把骨盆立起

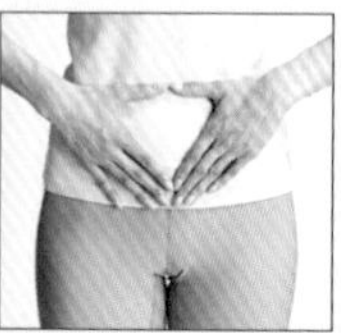

調整骨盆的傾斜後，下半身就會穩定。除了上半身的動作和柔軟度會改善之外，還能加強伸展後腳的髖關節。

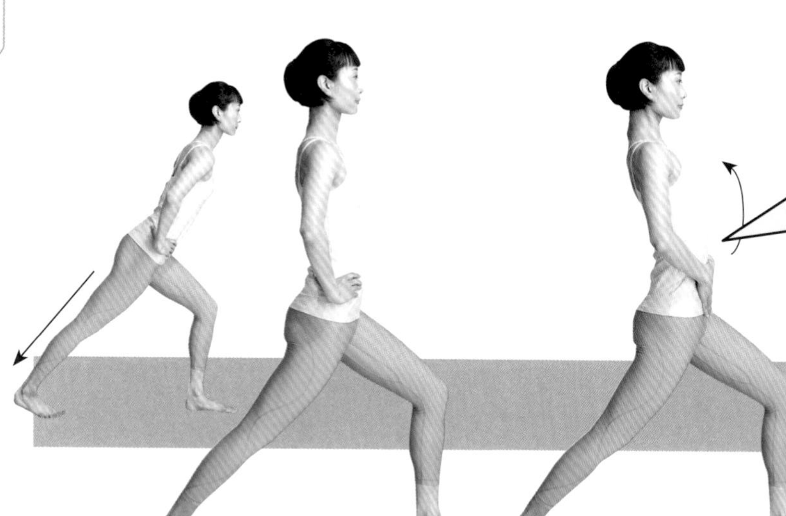

1 雙腳前後打開站立，再將前腳往下踏

以山式（P.24）站在瑜伽墊前方，雙手叉腰後像深蹲一樣將臀部頂出去。接著後腳往後伸直，前腳膝蓋維持彎曲的狀態，用力往下踏使膝蓋來到腳踝的上方。

2 骨盆立起，穩定下半身

用手指做出三角形後，把大拇指放在肚臍處，一面內縮腹部一面輕拉雙手，如此一來，容易傾斜的骨盆就會筆直立起來。在此狀態下，將胸部往上拉，刻意停留不動，直到動作完成為止。

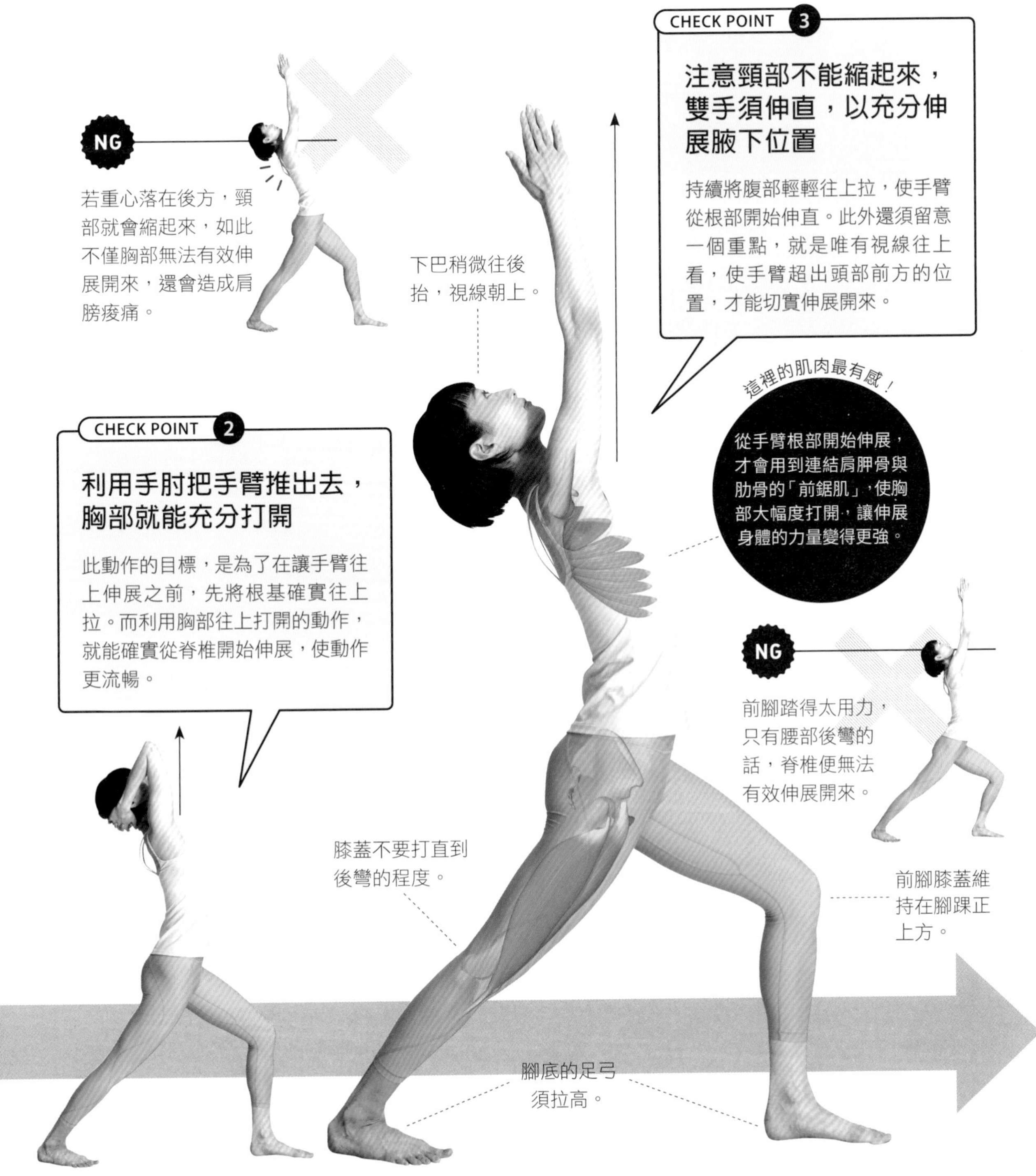

3 手肘推出去，充分伸展雙手

雙手於後腦杓交握，手肘在可視範圍內往天花板推出去。胸部完全打開後，再伸展雙手，下巴稍微往上抬高，同時視線看向指尖或天花板。指尖與下巴保持柔軟，維持 30 秒。接著換另一邊，以相同方式進行。

POSE 04

掃 QR code

看示範影片

戰士式 II

Virabhadrasana II

難易度

有著穩如泰山的下半身，向上伸展後就能輕鬆維持

戰士式 II 最重視的，就是從穩定的下半身衍生出上半身的伸展動作和自由度。包含容易感到負荷的髖關節及大腿，刻意往上伸展後，吃力的感覺就會大幅減輕許多。

Body & Mind 這裡會看出效果！

- B 強化下半身的肌力
- B 使髖關節和脊椎變柔軟
- M 增加幹勁、專注力

CHECK POINT 1

雙腳大幅度打開，下半身就會穩定有力

調整雙腳的距離，讓腳踝來到手腕的下方。距離拉大後，下半身的根基就會穩定，進行動作時會更有力。

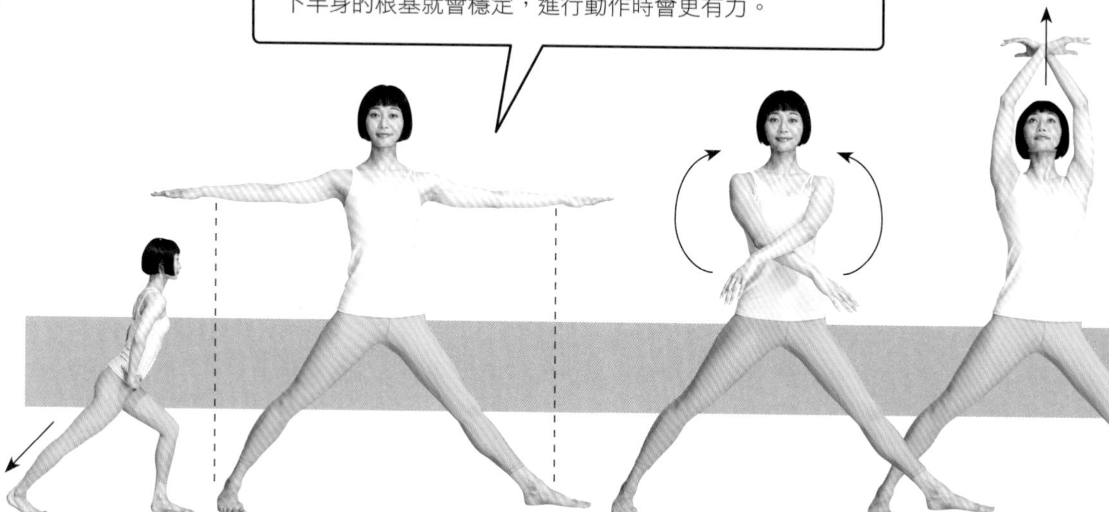

1 單腳往後伸，將身體往側邊打開

以山式（P.24）站在瑜伽墊前方，單腳大幅度後往伸，再將身體朝側邊打開。後腳的腳尖朝向 90 度或稍微往內。雙手則是在正側邊張開。

2 雙手交叉，向上旋轉

雙手於身體前方交叉，再往內旋轉並抬高。胸部打開，往上拉高。接著，慢慢放下來到肩膀高度，手掌朝下，雙臂往左右伸展。

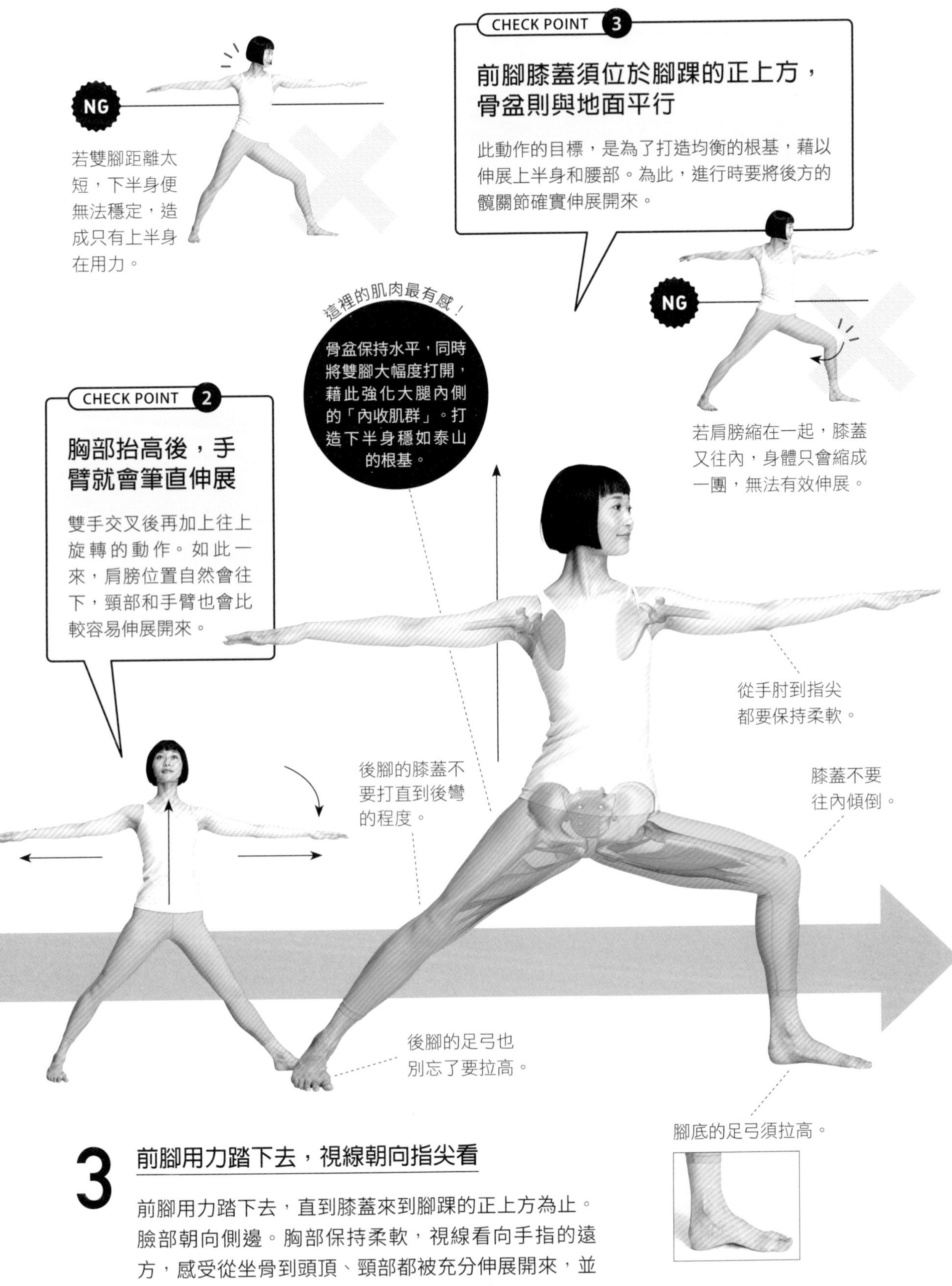

3 前腳用力踏下去，視線朝向指尖看

前腳用力踏下去，直到膝蓋來到腳踝的正上方為止。臉部朝向側邊。胸部保持柔軟，視線看向手指的遠方，感受從坐骨到頭頂、頸部都被充分伸展開來，並維持 30 秒。再換另一邊，以相同方式進行。

POSE 05

掃 QR code

看示範影片

伸展斜三角式

Parsvakonasana

難易度
★☆☆

確實伸展至側腹部，把胸部打開後側彎

不是將上半身用力呈一直線伸展開來，而是強化側腹部，重視側彎的柔軟度。一面感覺後腳至指尖的連結，同時讓呼吸進入體側並維持動作。

Body & Mind 這裡會看出效果！

- B 強化下半身與軀幹（體側部位）
- B 提升髖關節的柔軟度
- M 增加幹勁、專注力

CHECK POINT 1

側腹部抬高後，體側就能確實伸展開來

利用下側的手肘，將體側往上推，再用另一邊的手抱著腹部抬高。透過這 2 個動作，體側就會被神奇地伸展開來。

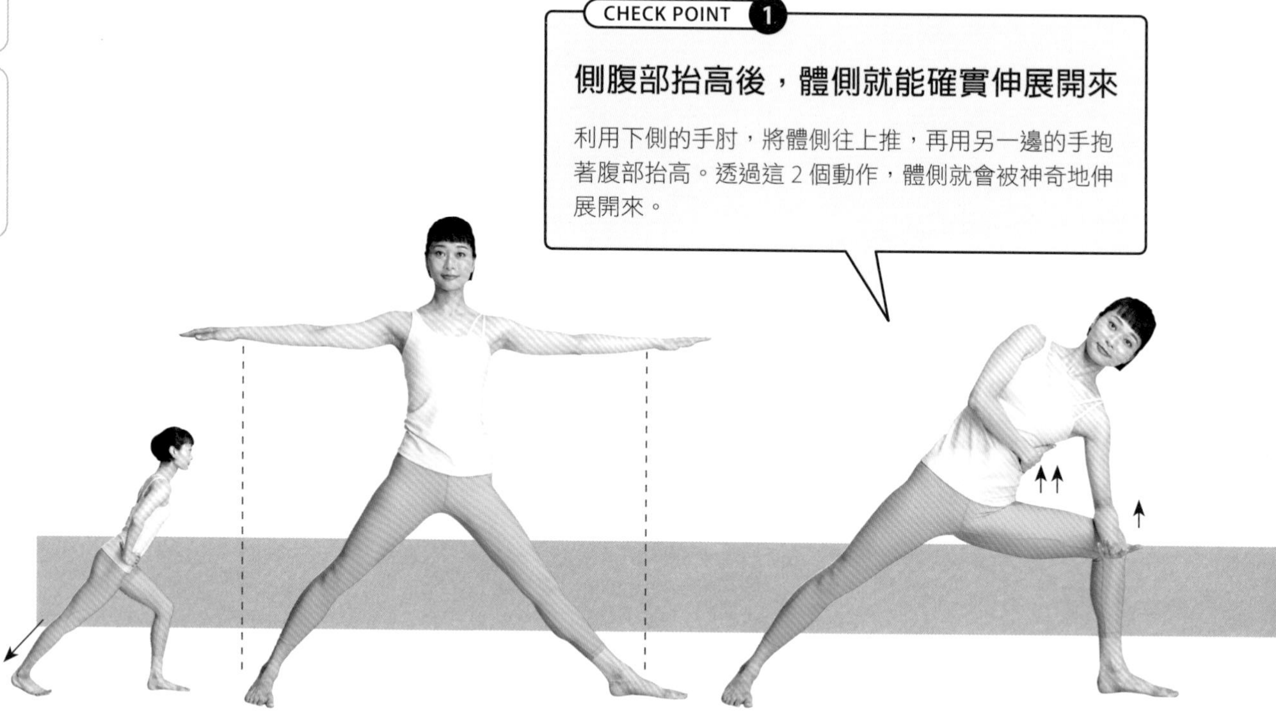

1 雙手打開，雙腳大距離分開站立

以山式（P.24）站在瑜伽墊前方，單腳大幅度後往伸，再將身體朝側邊打開，腳尖朝向 90 度或稍微往內。接著，雙手於正側邊張開，調整雙腳距離，讓腳踝來到手腕的下方。

2 用手肘支撐，加深側彎的程度

前腳的膝蓋彎曲直到腳踝的正上方為止，邊將身體傾倒邊將手肘放在膝蓋上。接著用另一邊的手抱著側腹部，朝向天花板抬高。

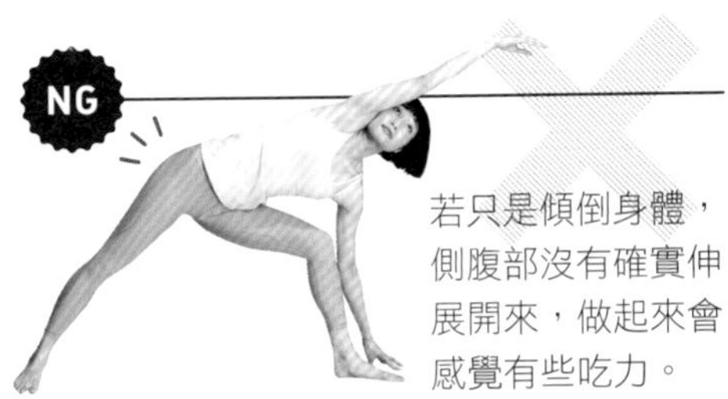

若只是傾倒身體，側腹部沒有確實伸展開來，做起來會感覺有些吃力。

EASY

手不必勉強貼地，用手肘支撐也 OK

手無法貼地時，可直接用下側的手肘支撐，使手伸展開來也 OK。此時，也要刻意將手肘推出去，藉此進一步加深側彎的程度。

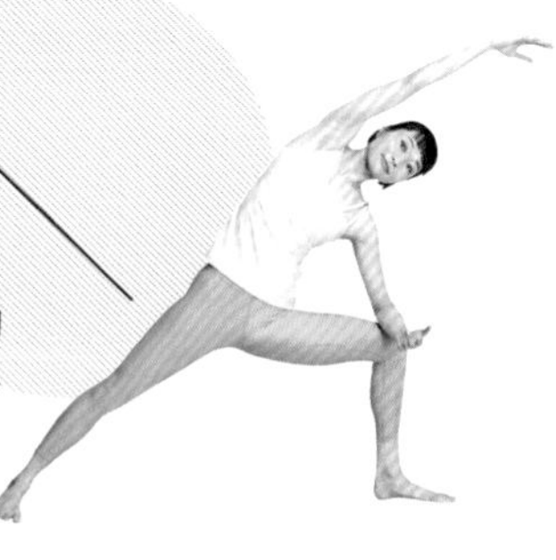

CHECK POINT 2

視線朝向伸展後的指尖。同時頸部放輕鬆，胸部打開

單靠視線，手就能伸展至更遠處，側彎效果也就會更好。此外，也能預防頸部縮起來，而一旦頭部力量放鬆，胸部也會進一步伸展開來。

CHECK POINT 3

手肘用力推出去，提高伸展的幅度

透過手肘推出去的動作，肩胛骨自然就能打開，這樣就能從手臂根部開始確實側彎。此外，還有預防頸部縮起來的雙重效果。

這裡的肌肉最有感！

將手臂從肩胛骨推出去後「前鋸肌」會被動作，使胸部大幅度打開；也會使側腹部伸縮程度加深，有效強化「腹內斜肌、腹外斜肌」。

手肘與指尖要保持柔軟。

膝蓋不要過度打直到後彎的程度。

不要勉強抬高頭部且頸部要放輕鬆。

前腳膝蓋要保持在腳踝的正上方。

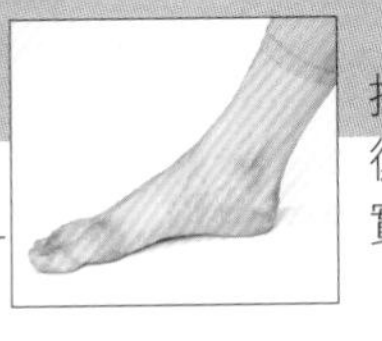

拉高腳底的足弓，後腳的小趾則要確實踩在地面。

NG

若後腳的足弓塌陷、骨盆往下，上半身便法順利拉高，切實伸展開來。

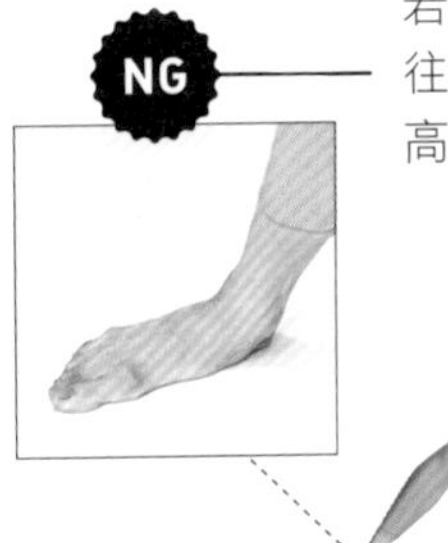

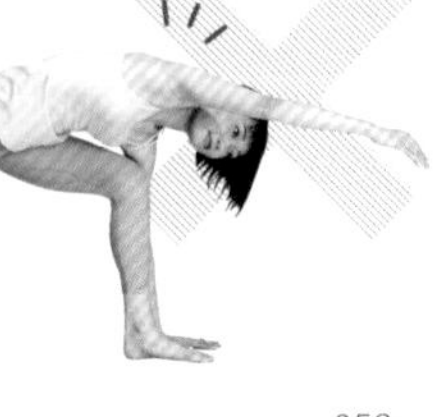

3 從手肘抬高後，把手伸向遠方

上方的手放在後腦杓，再將手肘朝向天花板推出去，讓腋下大幅度伸展一次。接著將手伸向頭頂方向的遠方，放在膝蓋上的手往地面放下。視線看向手的遠方，維持 30 秒。再換另一邊，以相同方式進行。

POSE 06

掃 QR code

看示範影片

扭轉側角式

Parivrtta Parsvakonasana

側彎 扭轉

難易度 ★★☆

轉體後再側彎，就能確實扭轉開來

扭轉側角式須把雙腳前後打開，一面扭轉脊椎一面側彎，因此好的平衡感，非常重要。為此，務必讓後腳完全發揮作用，保持下半身穩定，仔細地進行每一個動作。

Body & Mind 這裡會看出效果！

- B 強化軀幹部位、下半身的肌力
- B 使脊椎和髖關節（後側）變柔軟
- M 增加幹勁、專注力

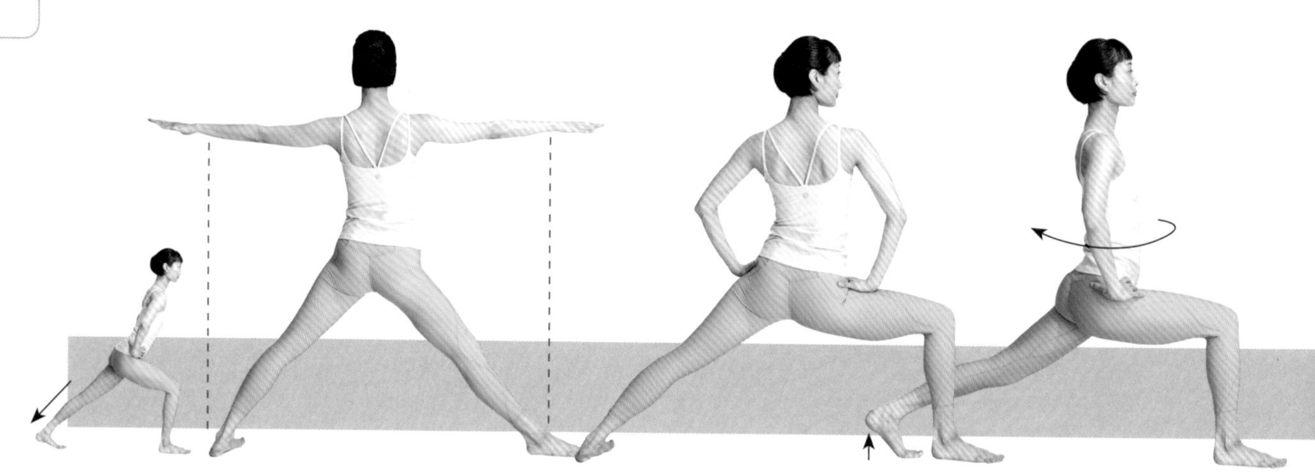

1 雙手張開，再調整雙腳距離

以山式（P.24）站在瑜伽墊前方。單腳大幅度往後站穩，再將身體朝側邊打開，腳尖朝向90度或稍微往內。接著，雙手於正側邊張開，調整雙腳距離使手腕來到腳踝的正上方。

2 彎曲前腳，上半身往前旋轉

雙手放在腰上，前腳彎曲後用力踏下去，膝蓋來到腳踝的上方。接著骨盆旋轉一圈後朝向前方，後腳的腳跟抬高，使雙腳呈現一前一後的狀態，再用力往下踏。

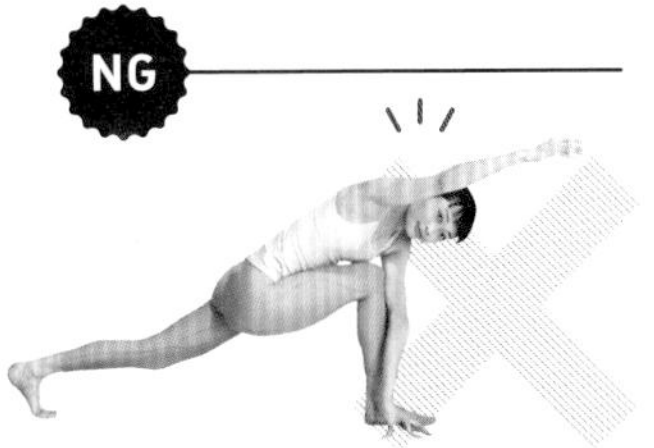

若轉體動作做的不確實，上半身傾倒後，身體會因為前傾而無法充分伸展開來。

EASY

下方的手不用貼地，放在不吃力的位置即可

手的位置可依照轉體的程度和柔軟度進行調整。除了放在前腳內側之外，還有另一種方式是把手肘彎曲，放在前腳膝蓋上，維持推出去的動作。

CHECK POINT 2

從肩胛骨開始扭轉，可強化轉體動作的功效

一面扭轉上半身，下側的肩胛骨也要同時往前推出去，並刻意將上側的肩胛骨往後拉。此時，胸部會被大幅度打開，使轉體的效果更好。

CHECK POINT 1

一開始要讓上半身確實扭轉後，再傾倒

比起上半身傾倒後再扭轉，「先扭轉再傾倒」的效果會更好。以髖關節為起點，就會覺得脊椎很舒服地被伸展開來。

這裡的肌肉最有感！

會運用到臀部的「臀大肌」，從下半身穩定的根基開始轉體。藉由旋轉的動作，連結腰椎與骨盆的「腰方肌」等肌肉會發揮作用。

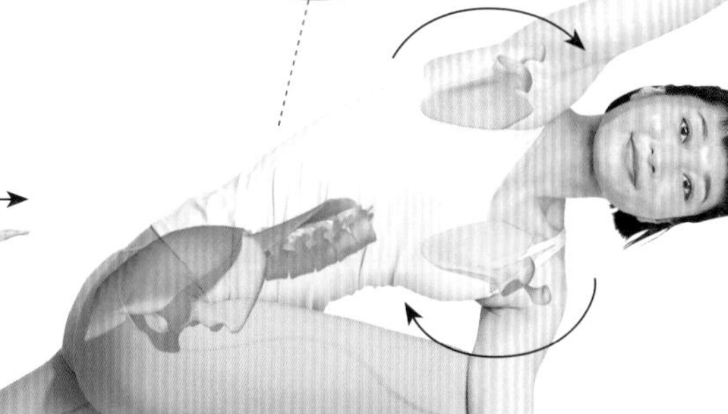

手肘不要過度伸展到後彎的程度。

包含指尖及下巴都要保持柔軟。

前腳膝蓋停留在腳踝的正上方。

膝蓋不要過度伸展到後彎的程度。

3 雙手張開轉體，再傾倒身體

雙手在肩膀高度的正側邊張開，上半身挺直同時往前腳的方向轉體。接著，用力保持雙腳前後打開的動作，再將上半身傾倒後手朝向地面。在能力範圍內單手貼地於前腳外側，另一隻手則往遠處伸展。維持 30 秒之後，換另一邊，以相同方式進行。

CHECK POINT 3

於下方貼地的手，壓著地板後，體側會進一步伸展

綽有餘裕的人，邊用手壓著地板邊維持動作。肩膀往下而下方的體側抬高，上方的體側就會反過來確實得到更多伸展。

POSE 07

掃 QR code

看示範影片

門閂式

Parighasana

側彎

難易度
★☆☆

保持骨盆水平狀態，再讓脊椎柔軟地側彎

門閂式能讓脊椎舒服地側彎。祕訣在於，從頭到尾骨盆都要確實保持水平。一面往上伸展一面傾倒身體，並深呼吸傳送到正在伸展的體側。

Body & Mind 這裡會看出效果！

- B 強化體側的肌力
- B 藉由側彎，提升脊椎的柔軟度
- M 呼吸會進入體側，增加幹勁

腳伸展後檢查該側骨盆的高度，避免往上歪斜。

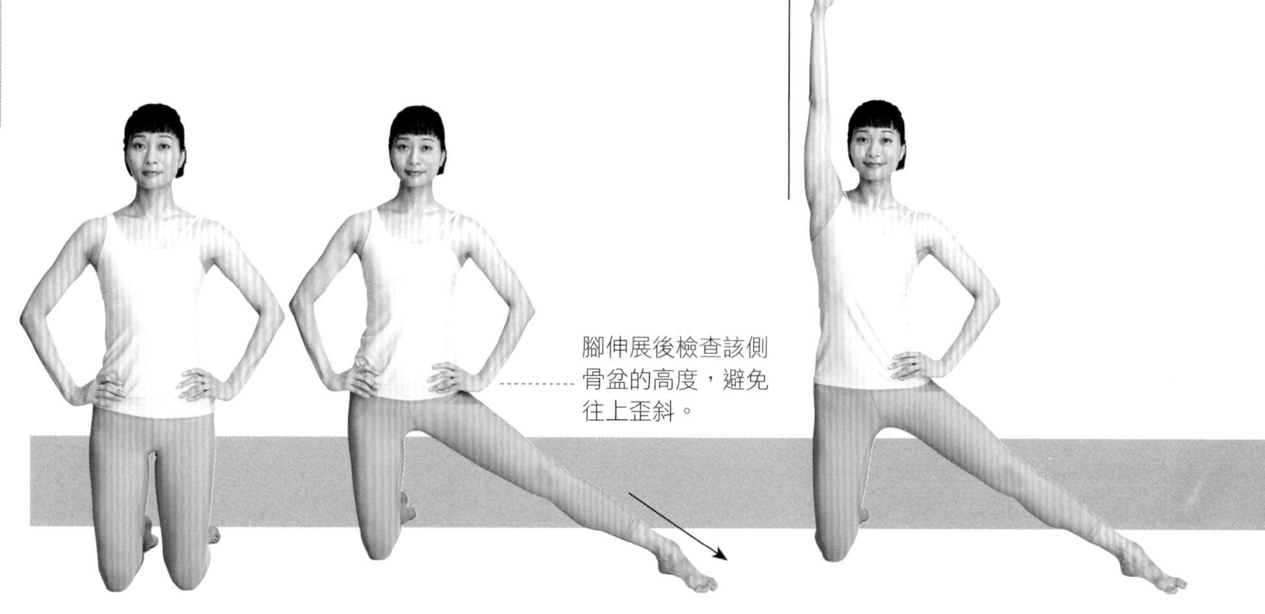

1 立膝姿勢，再將單腳往斜前方伸出去

從正坐姿勢變成立膝姿勢。雙手叉腰，單腳往側邊打開，腳底在身體稍微斜前方的位置貼地。此時要用手確認骨盆高度，避免傾斜，保持左右水平。

2 若是左腳伸出去，就是把右手向上伸直抬高

對向的單腳和單手，分別側向伸出，和向上伸直。一面感受側腹被拉高的感覺，一面將手向上筆直抬高，彷佛要抓取遠方的物品一樣。

CHECK POINT 1

不要從腰部開始傾倒，而是伸展手臂的根部

若從腰部傾倒，體側會撐不住，做起來會有些吃力，不舒服。應將手確實抬高，再從手臂的根部往上伸展。

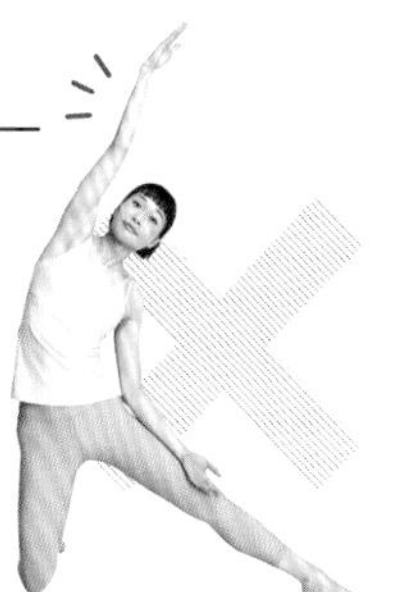

NG

完全伸展到手肘後彎的程度之後，會十分吃力，無法側彎的很舒服。

手肘保持柔軟稍微彎曲。

指尖及頸部都要保持柔軟。

這裡的肌肉最有感！

使脊椎根基的骨盆保持水平，如此一來就能舒服地伸展開來，並能確實伸展到支撐脊椎的「豎脊肌」。

CHECK POINT 2

用手肘及手背輕輕壓著大腿，體側的伸展程度會更明顯

下腹部抬高的同時，同側的肩胛骨也會出現往下的效果。藉此運作，上側的體側會進一步被伸展開來。

NG

骨盆傾斜的話，便無法確實側彎伸展。

3 邊將手往遠方伸展，邊使身體往側邊傾倒

抬高的手盡量往遠方伸展，同時讓身體往側邊倒下去。側彎到做得到的地步之後，另一邊的手掌朝上，一面用肘尖輕輕壓著大腿，一面將指尖伸向遠方，維持 30 秒。再換另一邊，以相同方式進行。

CHECK POINT 3

左手伸展後稍微往前伸，使骨盆保持水平

腳往正側邊伸出去後，若骨盆傾斜，便無法獲得充分的側彎效果。因此，直到瑜伽動作完成為止，都應確實使骨盆保持水平。

POSE 08

掃 QR code

看示範影片

分腿前彎式

Prasarita Padottanasana

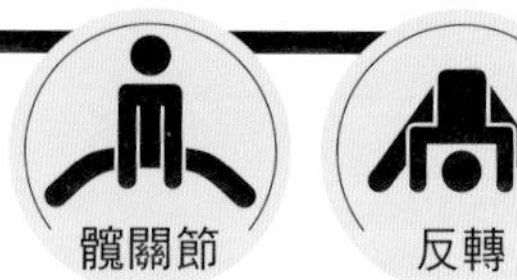

難易度

藉由深蹲傾倒上半身，再從髖關節開始前彎

膝蓋先彎曲再伸展，就能很舒服且輕鬆地完成前彎動作。一邊發揮髖關節的柔軟度，一邊伸展身體，透過頭部位於下方的反轉動作，還能感覺到血流的變化。

Body & Mind 這裡會看出效果！

- B 提升髖關節的屈曲可動範圍
- B 活化身體，增加幹勁
- M 藉由血流的變化，獲得放鬆效果

EASY

身體僵硬的人，做到這裡就可以了

即便膝蓋沒有完全打直，保持彎曲的狀態也能獲得充分伸展效果。請拉著大拇趾再伸展手臂，待上手之後，再逐步打直膝蓋。

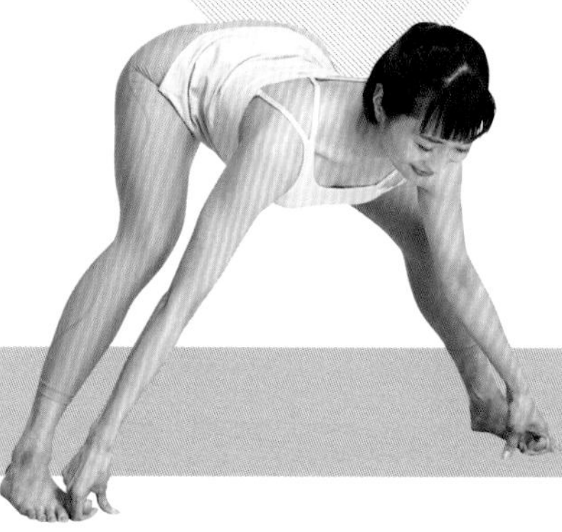

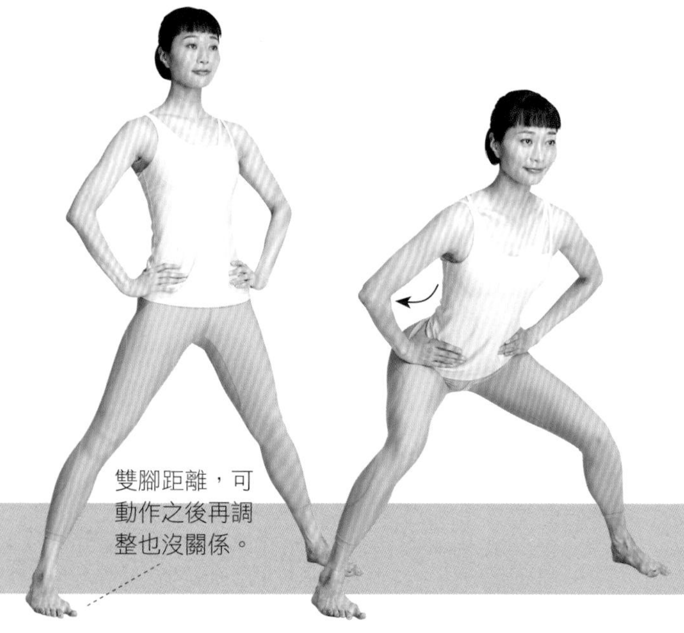

雙腳距離，可動作之後再調整也沒關係。

1 雙手叉腰，臀部頂出去

以山式（P.24）站在瑜伽墊前方，雙手叉腰，雙腳左右大幅度打開。接著膝蓋稍微彎曲，呈現深蹲姿勢，把臀部向後頂出去。

2 上半身傾倒，抓住大拇趾

直接將上半身往前傾倒後，讓食指與中指勾著，用 3 根手指抓住大拇趾。

CHECK POINT 1

手先貼地再前彎，才能讓膝蓋後側自然伸展開

重點在於一開始膝蓋要彎曲，一邊慢慢地伸展一邊前彎，才容易使僵硬的大腿後側，輕鬆的被伸展開來。

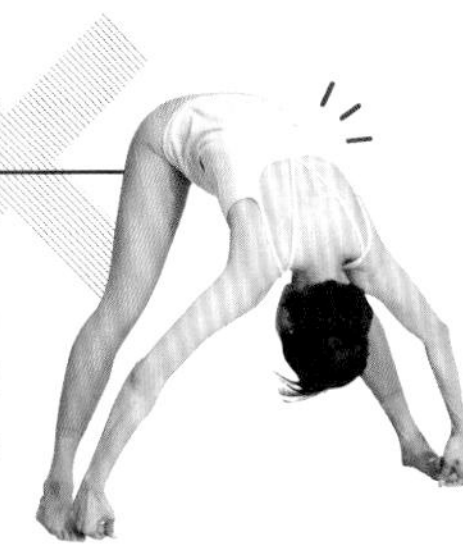

NG

若沒有從髖關節開始前彎，腰部會拱起來，脊椎也就無法獲得有效伸展。

CHECK POINT 2

如同身體對折，彎曲髖關節後脊椎能充分伸展開來

像對折身體一樣，從髖關節開始前彎之後，脊椎就能感受到確實被伸展開來。一開始，要將臀部頂出去，藉此帶出髖關節的動作。

這裡的肌肉最有感！

肩胛骨往下時，背部的「斜方肌」下側部位會發揮作用。而且藉由脊椎的伸展，可活化維持動作時最重要的「多裂肌」。

CHECK POINT 3

手肘張開，並拉住雙腳的大拇趾後，肩胛骨自然就會往下

邊將手肘往側邊張開，邊將大拇趾往上拉。此時，肩胛骨就會往下，頸部也就會有伸展開來的感覺。

3 頭部往下，同時伸展膝蓋

一面將頭部往下朝向地面，一面慢慢地伸展膝蓋後逐漸前彎。大拇趾要往地面壓，勾著的手要往上拉，如此一來肩膀才會往下，頸部也才會有被伸展開來的感覺。柔軟度好的人，頭頂可貼地，維持 30 秒。

POSE 09

掃 QR code

看示範影片

新月式

Anjaneyasana

後彎

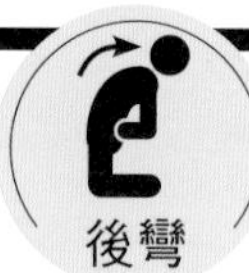

難易度
★☆☆

只要確實把手臂向上伸展，胸部就能舒服地後彎

想要發揮新月式的最佳效果，祕訣就是手肘確實頂出去，讓胸部充分打開的動作。不要把注意力只放在後彎動作上，而要重視往上伸展的感覺。胸部打開後，才能進一步深呼吸，獲得更好的伸展效果。

Body & Mind 這裡會看出效果！

- B 強化背肌、平衡感
- B 使脊椎與髖關節變柔軟
- M 增加幹勁、專注力

腹部變平坦後，將三角形的大拇指放在肚臍處。
腳尖要筆直地往後方伸展。

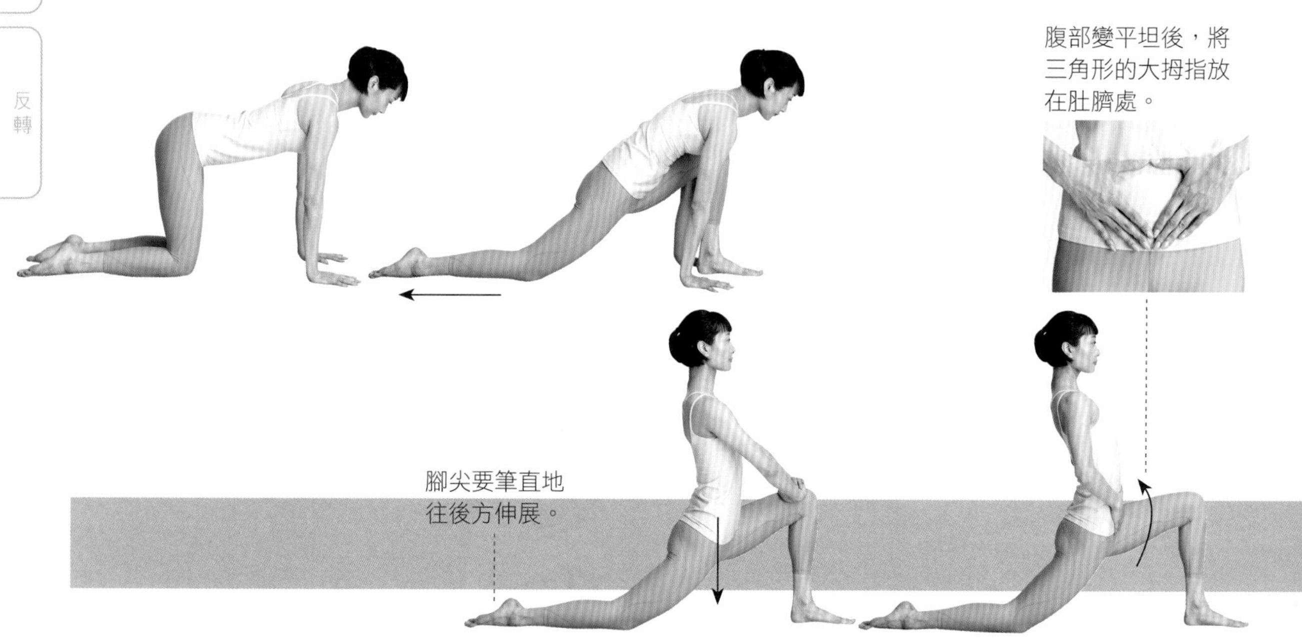

1 四足跪姿，再將雙腳前後打開

先正坐，再將身體向前傾倒後呈四足跪姿，接著單腳往前伸出去，踩穩在雙手之間。另一邊的腳稍微往後伸，把雙腳前後打開。

2 用力向前踏下去，將骨盆立起

慢慢地抬起上半身，雙手疊放在膝蓋上，用力向前踏下去，同時骨盆往下。接著用手做出三角形，壓著下腹部並將前傾的骨盆立起來。

CHECK POINT 1

先將手肘往上抬高，伸展手臂之後，胸部就能確實打開

除了將手臂往肩膀更前方的位置伸展，還有另一個祕訣，就是看著指尖但頸部不能後仰。如此，不僅能防止腰部縮起來，還能同時使脊椎被確實伸展開來。

NG

單單只有頸部後仰，肩膀還是會縮起來，脊椎和胸部也無法被伸展、打開來。

指尖及下巴不能緊繃。

視線要朝向手伸直後的遠方。

頸部不能過度後仰，以免縮起來。

EASY

無須勉強，維持在這個動作也 OK

很難完成新月式的人，也可以維持在這個動作。手肘往上推，先掌握胸部打開、脊椎後彎的感覺亦可。

這裡的肌肉最有感！

髖關節前後打開後，可強化連結脊椎與骨盆的「髂腰肌」，以及用後腿的前側支撐體重的「股四頭肌」。

CHECK POINT 2

骨盆朝向正面、下腹部內縮後，腰部就不會感到吃力

身體後彎時也是一樣，須維持骨盆朝向正面。一面將下腹部稍微內縮一面立起骨盆，藉此才能減輕腰部負擔。

CHECK POINT 3

後腳從「腳尖」開始筆直伸展，才能把髖關節前後確實打開來

從腳尖至腳背筆直伸展後，後腳的方向才會穩固，如此一來，髖關節才能從雙腳根部開始，確實被伸展開來。

3 胸部確實打開後，再伸展脊椎

下半身穩定後，把手放在後腦杓，再用手肘朝著天花板往上推的感覺，把胸部打開。接著，手肘前端筆直抬高，彷彿要從腋下往遠方伸展一樣，同時視線看向手的前方。維持 30 秒。再換另一邊，以相同方式進行。

POSE 10

掃 QR code

看示範影片

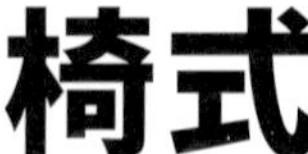

椅式

Utkatasana

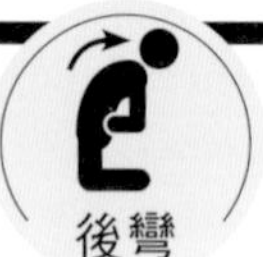

難易度
★☆☆

靠重心與施力方向的平衡，就能輕鬆維持此動作

即便雙腳併攏也能保持平衡的關鍵，在於下半身穩如泰山的穩定性，以及輕盈的上半身。此外，也並非單靠腰部及頸部後彎，而是將胸部打開後，讓自己有往上伸展的感覺，如此一來維持動作時就會變得輕鬆許多。

Body & Mind 這裡會看出效果！

- **B** 強化背肌和下半身
- **B** 提升脊椎的柔軟度
- **M** 增加幹勁、專注力

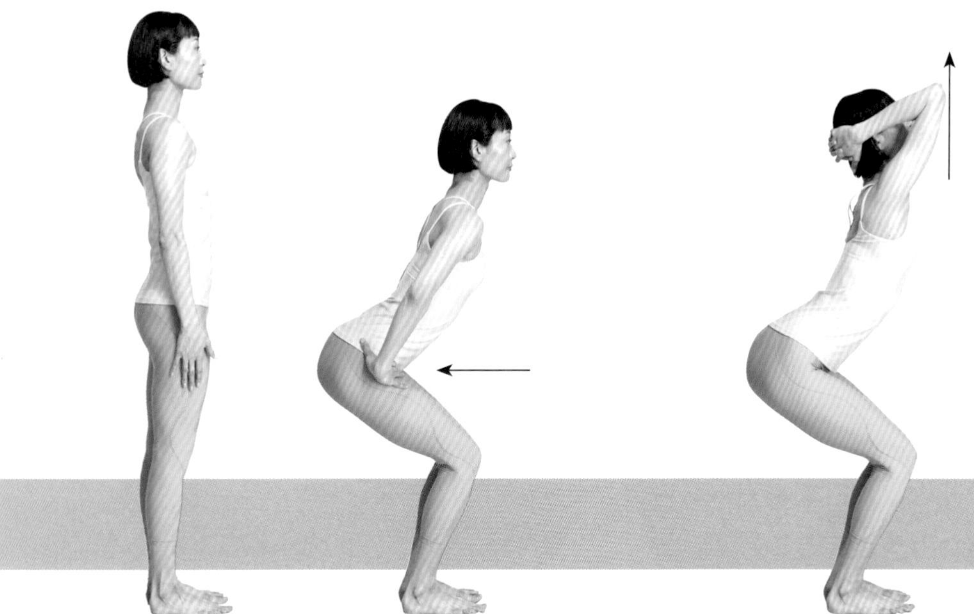

1 臀部頂出去之後深蹲

以山式（P.24）站在瑜伽墊前方。雙手叉腰或放在雙腳根部的鼠蹊部位置，先呈現深蹲的姿勢，再把臀部往後頂出去。

2 手肘往上推，把胸部打開

維持在深蹲姿勢，雙手置於後腦杓交握，手肘朝天花板往上推，打開胸部。

NG

若手臂太往後，頸部及肩膀就會縮起來，如此一來胸部便無法打開，脊椎也無法有效伸展開來。

EASY

肌力不佳的人，深蹲時可以蹲淺一點

視下半身的肌力而定，深蹲時蹲淺一點也沒關係。同樣須留意「CHECK POINT」，就是要感覺「舒服地」伸展開來。

CHECK POINT 1

感覺像是要將上半身與下半身，分別往上、往下伸展開來

上半身要更往上伸展，下半身要更往下伸展。切記，從胸部舒服地後彎，以防腰部過度後彎或是縮起來。

視線朝向雙手伸展後的遠方。

雙手在臉部斜前方，朝遠方伸展。

CHECK POINT 2

髖關節往後拉，臀部頂出去之後，下半身就會穩定

把臀部頂出去，雙腳的根部（鼠蹊部）內縮，維持在這個動作。此時下半身就會更加穩定，使往上伸展的動作變得更輕鬆。

手肘不能過度伸展到後彎的程度。

這裡的肌肉最有感！

藉由髖關節用力彎曲的動作，能讓連結脊椎與骨盆的「髂腰肌」發揮效果。當下半身的肌肉能被有效運作，就能減輕膝蓋的負擔。

CHECK POINT 3

腳底的足弓請往上抬，找出重心的位置

請在做瑜伽的期間，暫時將腳尖抬高，找出能輕鬆維持的姿勢。使腳尖歸位立起時，小腿的肌肉也要確實發揮作用，如此重心才會穩定。

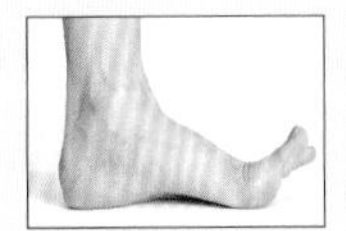

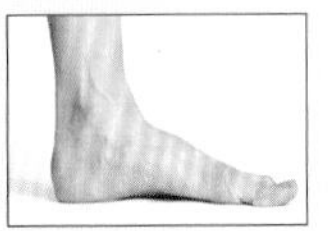

3 手臂伸直，於臉部斜前方伸展開來

手肘往上推、胸部完全打開後，伸直手臂，雙手於臉部斜前方朝遠方伸展。指尖、下巴保持柔軟不緊繃，視線要朝向雙手伸展後的遠方，維持 30 秒。

POSE 11

掃 QR code

看示範影片

扭轉椅式

Parivrtta Utkatasana

難易度

★★☆

肩胛骨前後活動後深度扭轉，動作就能更穩定

扭轉椅式通常會使腹部和背部變緊繃，進而勉強做出扭轉動作。因此，若想要舒服地「看出效果」，重點在於肩胛骨前後的動作。請從穩定下半身開始，自然地進行深度扭轉。

Body & Mind 這裡會看出效果！

- B 強化脊椎的迴旋肌、下半身肌力
- B 藉由扭轉動作使脊椎變柔軟
- M 增加幹勁、專注力

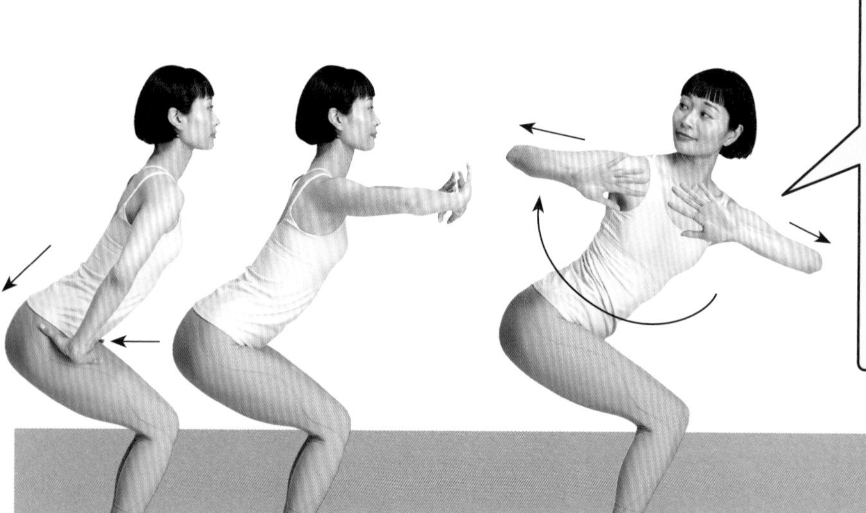

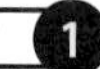

CHECK POINT 1

一開始就要把雙手往外張開，伸展頸部、肩膀

若頸部、肩膀縮起，脊椎便無法充分伸展。因此，藉由將手肘往外張開的動作，使肩胛骨往下，頸部就能維持在伸展開來的狀態。

1 先深蹲，再將雙手往前伸

以山式（P.24）站在瑜伽墊前方，雙手叉腰或放在雙腳的根部再將臀部頂出去，呈現深蹲的姿勢。接著雙手指尖相對，手掌朝外往正面推出去，手肘向外張開。

2 手肘推出去，扭轉上半身

雙手的手肘保持在推出去的狀態，接著，上半身往單側扭轉。這時膝蓋的位置容易左右偏離，因此雙膝要盡量併攏。

CHECK POINT 2

鼠蹊部內縮，能使下半身更穩定

想要確實扭轉上半身，必須要有穩定的下半身為根基。臀部頂出去後，使雙腳的根部（鼠蹊部）內縮，藉此才能深度扭轉。

CHECK POINT 3

肩胛骨前後活動後，就能深度扭轉

下側的肩胛骨往前頂出去，使上側的肩胛骨後退，可加深扭轉程度。而透過胸部的動作，脊椎就能有效進行扭轉。

EASY

深蹲時蹲淺一點，也一樣有效

深度深蹲很吃力、雙膝位置會偏離的人，還有這個緩和的做法。扭轉後將雙手上下張開，用下側的手，壓著膝蓋外側加深扭轉程度，而上半身則繼續保持筆直伸展的狀態。

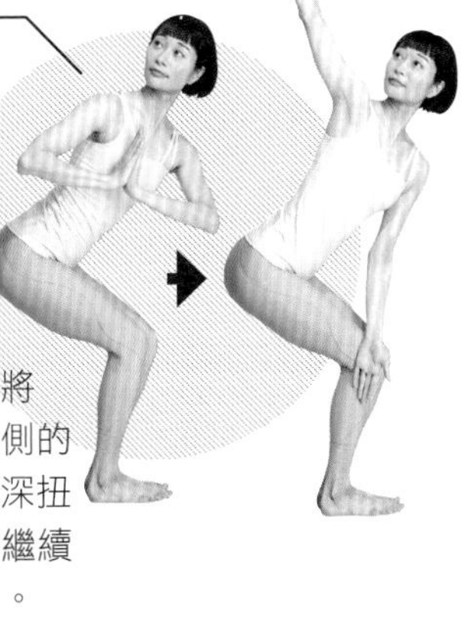

NG

頭部位置過低，會使得背部也彎曲，伸展效果不佳。

須留意頭部應在臀部上方，不能過度往下。

膝頭的位置不能左右偏離，保持在正中間。

這裡的肌肉最有感！

藉由深度深蹲的姿勢，臀部的「臀大肌」、髖關節的「髂腰肌」等肌肉會有效發揮作用。當下半身穩定，背肌也才能進行深度扭轉。

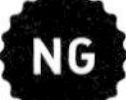

3 維持上半身伸展的狀態，加深扭轉程度

雙手於胸前合十，用力深蹲後維持上半身伸展的狀態，進行扭轉。下側的手肘放在膝蓋外側，加深扭轉程度，注意，頭部要在比臀部高的位置，避免過度往下，維持 30 秒。若覺得很輕鬆的人，也可以維持雙手上下張開的姿勢。完成後換另一邊，以相同方式進行。

NG

若雙膝的位置偏離，上半身便無法確實充分扭轉。

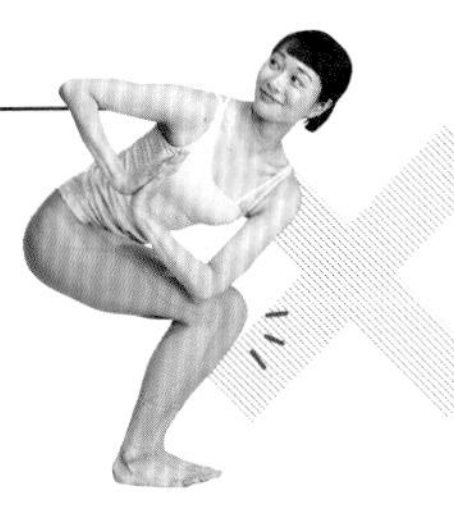

POSE 12

掃 QR code

看示範影片

樹式

Vrikshasana

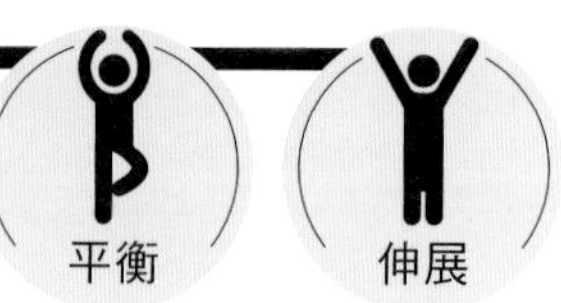

難易度 ★☆☆

讓深層肌肉發揮效果，就能避免單腳站立時左搖右晃

腰部後彎、下腹部凸出的狀態下，就無法好好取得平衡。為此，讓骨盆周圍及軸足的肌肉有效率地發揮作用，才能實際感受到樹式的穩定性，及其所展現出的驚人伸展效果。

Body & Mind 這裡會看出效果！

- B 強化雙腳及腳底的肌力
- B 強化平衡感
- M 增加幹勁、專注力

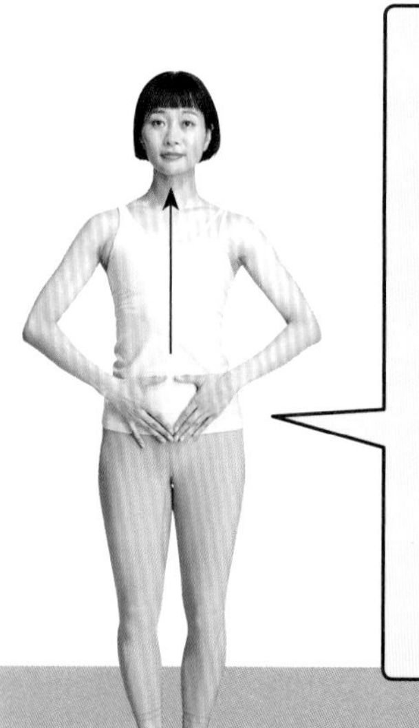

CHECK POINT 1

第一步先調整骨盆的位置，瑜伽動作就會穩定

藉由這個小動作，支撐髖關節的肌肉就能確實發揮作用。骨盆立起來後，容易左搖右晃的單腳站立也就會神奇地穩定下來。

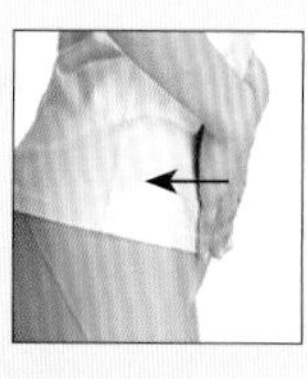

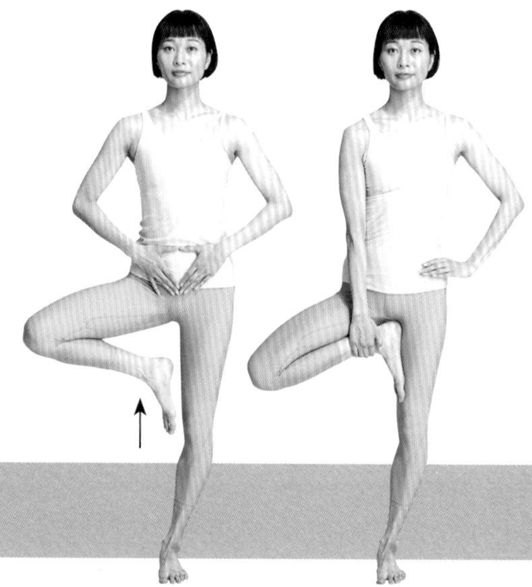

1 鼠蹊部內縮，筆直站好

以山式（P.24）的姿勢站好。雙手做出三角形，大拇指放在肚臍處後，讓下腹部變平坦再往後壓，鼠蹊部用力內縮，上半身也要筆直伸展。

2 單腳抬高，腳底朝向大腿內側

骨盆穩定後單腳抬高，再用手支撐，將腳底緊貼在大腿內側。

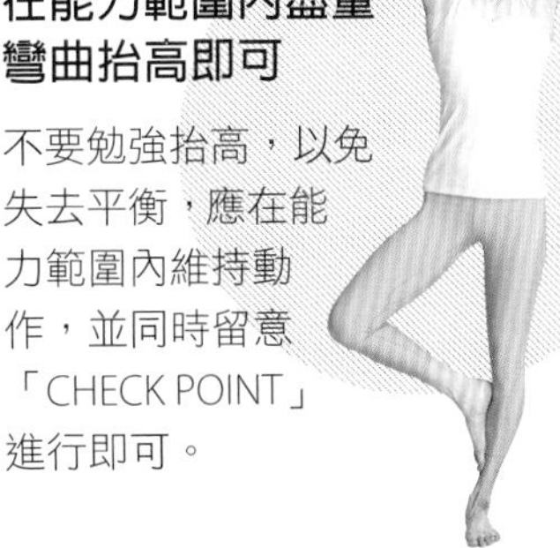

EASY

在能力範圍內盡量彎曲抬高即可

不要勉強抬高，以免失去平衡，應在能力範圍內維持動作，並同時留意「CHECK POINT」進行即可。

指尖和下巴保持柔軟不緊繃。

CHECK POINT 2

手臂應抬高超過臉部，防止頸部縮起來

手臂在耳朵側邊往上抬高後，背部的肌肉就會發揮作用，容易導致頸部縮起來。因此，請從腋下開始，朝向天花板伸展，用這樣的感覺確實維持動作。

這裡的肌肉最有感！

連結脊椎與骨盆，支撐姿勢的「髂腰肌」發揮作用後，樹式就會穩定。此外，還能確實鍛鍊到連結腳底的肌肉，強化平衡感。

NG

若手臂往後方移動，頸部會縮起來，脊椎也無法伸展開來。

NG

靠向軸足的話，也無法正確使用保持平衡的足部肌肉。

膝蓋過度打直到後彎的程度，平衡感就會變差。

CHECK POINT 3

腳底的足弓往上抬，可強化小腿內側肌肉

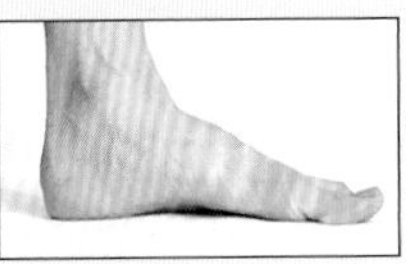

暫時將腳趾抬高，維持足弓的高度同時放下腳趾。如此一來，連結腳掌心的肌肉才能確實發揮作用。

3 雙手合十，向上伸展並維持動作

雙手於胸前合十後，直接朝著天花板伸展。胸部打開，凝視正前方的一點，同時集中精神維持 30 秒。完成換另一邊，以相同方式進行。

POSE 13

掃 QR code

看示範影片

鷺式

Kraunchasana

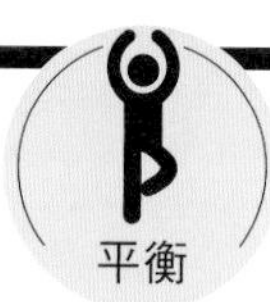

難易度 ★★☆

有意識地活動髖關節和肩關節，瑜伽動作便會穩定

鷺式很多人都做不好，其實只要關節的使用方式改變一下即可。內縮髖關節，能使下半身穩如泰山。穩定之後，再刻意讓肩膀周圍發揮作用，藉此使脊椎的動作變柔軟，就能做出有效的鷺式。

Body & Mind 這裡會看出效果！

- B 強化下半身及脊椎的伸展力
- B 讓肩膀及肩胛骨周圍變柔軟
- M 增加幹勁、專注力

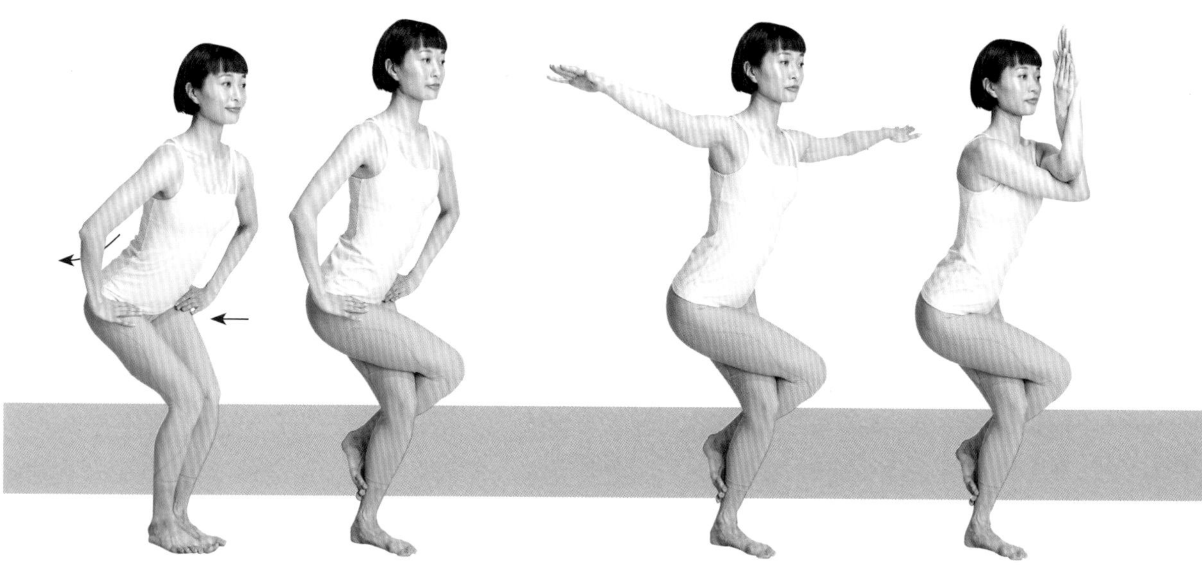

1 先深蹲，再雙腳交叉

以山式（P.24）站好。雙手叉腰或放在鼠蹊部。接著彎曲膝蓋，同時臀部頂出去呈深蹲狀。再從這個姿勢讓單腳從另一隻腳的上方交叉後，用腳趾勾住。

2 雙臂大幅度張開後，再交纏在一起

雙臂先大幅度張開。若是用右腳勾住，則使右手臂在下，軸足側的左手臂在上，於胸前交叉後交纏在一起，接著雙手的手掌合十。

NG

如果為了取得平衡而將手肘用力彎曲的話，脊椎就不會有伸展效果。

EASY

手腳輕靠在一起微微交叉，也可以

腳只有交叉，手臂也只有交叉，不必勉強完全交纏在一起也OK。另外，若雙手很難合十的人，也可雙手手背靠在一起，維持動作即可。

CHECK POINT 1

推擠手臂往上抬高，充分伸展脊椎

上方手臂的手肘抬高至眼睛的高度後，肩關節就會更加往外打開。如此一來，脊椎也才會更容易被伸展開來。

這裡的肌肉最有感！

鼠蹊部內縮之後，臀部支撐動作的「臀大肌」、「臀中肌」就會確實發揮作用。另外，利用肩胛骨的運作，脊椎周圍的肌肉也會變柔軟。

CHECK POINT 2

手肘往外推、背部打開後，脊椎就能進一步彎曲

想加深脊椎彎曲的程度，最有效的做法是手肘推出去後，再將肩胛骨頂出去，就能確實打開背部以及胸椎，提升上半身的柔軟度。

手肘至指尖處接近水平狀。

雙腳往中心靠，確立中心點。

CHECK POINT 3

鼠蹊部內縮，方能保持下半身穩定

想要維持動作，關鍵在於下半身穩如泰山的穩定性。因此，務必把雙腳根部的鼠蹊部用力彎曲，使周邊肌肉確實有效發揮作用。

3 打開背部確實伸展，同時彎曲脊椎

手肘往前推出去，使背部打開之後，直接朝著天花板抬高，視線也朝上，維持10秒。接著背部拱起來使背部打開，一步步前彎直到手肘至指尖呈現水平狀為止。就像鷺在瞄準獵物一樣，視線往指尖的更遠處看過去，再次維持10秒。完成後換另一邊，以相同方式進行。

POSE 14

掃 QR code

看示範影片

束角式

Baddha Konasana

難易度
★☆☆

配合髖關節的柔軟度，一邊將背部拱起，一邊舒服地前彎

束角式能一面打開髖關節打開，一面提升脊椎的強度及柔軟度。坐骨確實貼地後，讓骨盆徹底傾倒，接著拱起背部後前彎，如此一來舒服伸展的感覺，也會大幅提升。

Body & Mind 這裡會看出效果！

- B 提升髖關節的柔軟度
- B 使脊椎伸展、屈曲
- M 背部拱起，好好放鬆

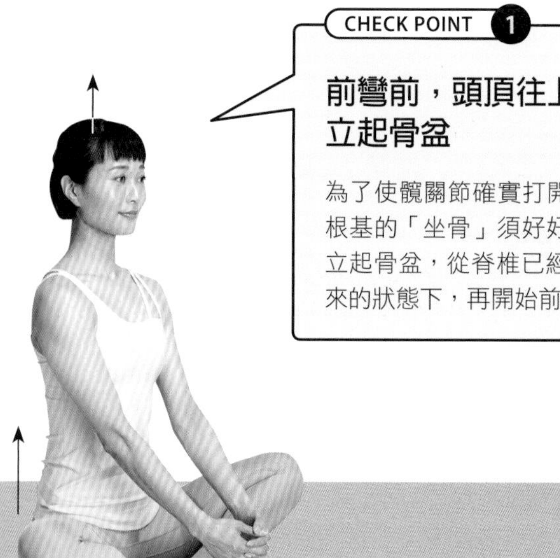

CHECK POINT 1

前彎前，頭頂往上拉，立起骨盆

為了使髖關節確實打開，堪稱根基的「坐骨」須好好貼地。立起骨盆，從脊椎已經伸展開來的狀態下，再開始前彎。

1 腳底合十後，打開膝蓋

從雙腳伸直坐著的杖式（P.26）開始動作。接著，雙腳合十，膝蓋打開，握著腳背，像包起來一樣。頭頂往上拉，伸展脊椎。

2 從骨盆開始前彎，傾斜身體

坐骨一樣要確實貼地，一面繼續伸展脊椎，一面從骨盆開始前彎，使身體向前傾斜。

NG

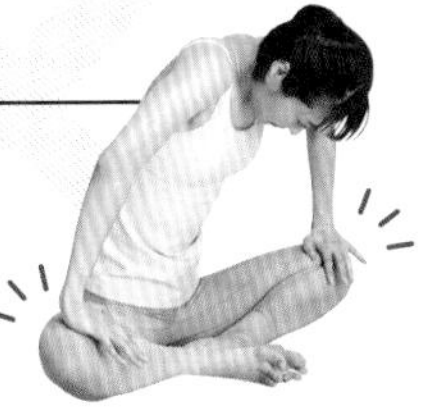

千萬不能勉強把膝蓋往下壓！否則有可能造成髖關節疼痛受傷。

NG

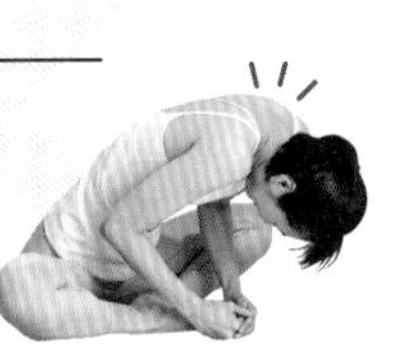

若肩膀縮在一起，就算拉著腳也只會前傾，脊椎無法確實伸展開來。

TRY

前彎至額頭貼地為止

若柔軟度較佳，還可以在能力範圍內進一步深彎到額頭貼地為止。然而若坐骨會離地，請不要勉強，在做得到的地方維持動作即可。

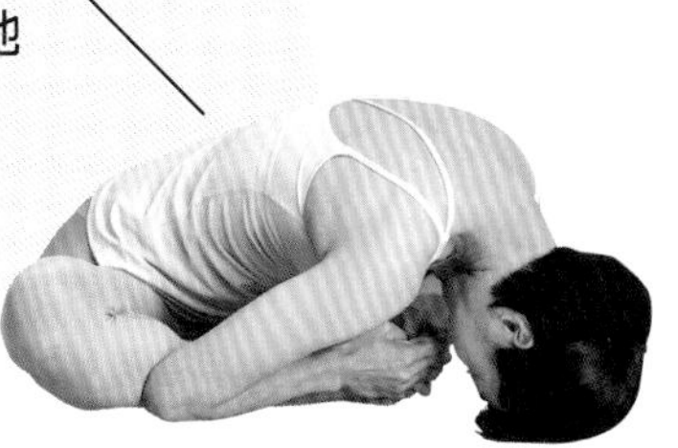

CHECK POINT 2

骨盆完全傾倒後，背部拱起再前彎

骨盆已經傾倒到無法再繼續的地步之後，坐骨直接貼地將背部拱起，接著前彎。記得，要讓脊椎有被舒服地伸展開來的感覺。

背部拱起，肩胛骨張開。

這裡的肌肉最有感！

髖關節大幅度外旋後，連結骨盆與雙腳的「六條深層外旋轉肌」就會發揮作用。此外，沿著脊椎的「多裂肌」也會舒服地被伸展開來。

坐骨要確實貼地。

用手輕拉腳背。

CHECK POINT 3

用手肘壓著小腿，肩胛骨就會往下，進而讓脊椎被伸展開來

手肘打開還是會有相同的效果。手臂和肩胛骨會連動，因此可以防止頸部縮起來，伸展脊椎的效果也會更好！

3 背部拱起來後，再進一步前彎

直接前彎，直到骨盆傾倒的動作停止，接著，再將背部拱起，繼續前彎。手肘可以靠近小腿或向外張開，藉此會感覺到背部伸展開來，停留在此，維持 30 秒。

POSE 15

掃 QR code

看示範影片

坐姿前彎式

Paschimottanasana

難易度 ★★☆

邊拱背、邊前彎，讓脊椎舒服地伸展開來

瑜伽動作大多是伸展背部後直接前彎，而坐姿前彎式，卻是將背部拱起來的前彎。此外，這個姿勢還能體會到當手肘和頭部的位置不同時，髖關節和脊椎的彎曲伸展舒服程度也會有所不同。

Body & Mind 這裡會看出效果！

- B 強化脊椎與髖關節周圍
- B 使脊椎與髖關節變柔軟
- M 將背部拱起，徹底放鬆

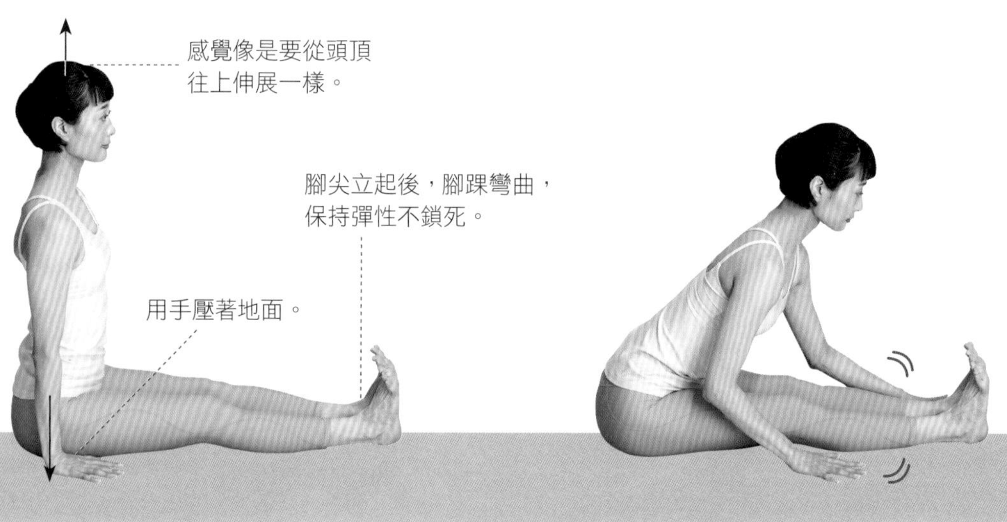

1 腳尖立起、彎曲腳踝，雙腳伸直後坐好

雙腳伸直，以杖式（P.26）坐好。用手壓著地面，感覺要從頭頂往上伸展一樣。須留意手肘及膝蓋不能過度伸展到後彎的程度。

2 雙手往前方移動，同時傾倒上半身

一邊將雙手往前移動，一邊慢慢地讓上半身往前倒下去。柔軟度好的人，可前彎至手肘貼地為止。

NG

若在肩膀和頸部縮起來的狀態下前彎，背部就無法舒服地伸展開來。

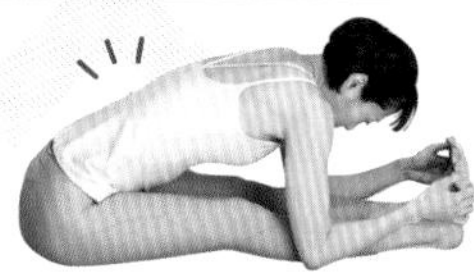

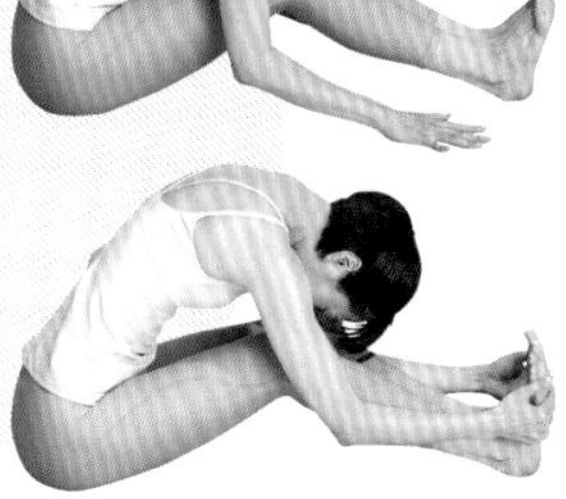

EASY

在能力範圍內伸展膝蓋即可

身體僵硬的人，膝蓋可以維持在彎曲狀態。利用手肘推出去或用手支撐的方式，以背部能舒服伸展開來為優先。

這裡的肌肉最有感！

將手肘推出去，藉此使連結肩胛骨和肋骨的「前鋸肌」發揮作用，讓背部被舒服地伸展開來。

CHECK POINT 2

背部拱起前彎後，讓額頭往膝蓋靠近

此動作的主要目標，是為了讓脊椎及髖關節能舒服地彎曲。因此，不論柔軟度如何，首要目標，都是要讓背部和頸部後方被舒服地伸展開來。

CHECK POINT 1

手肘朝地往下壓，使背部用力彎曲

藉由手肘往下壓的動作，肩胛骨會打開、肩膀會往下。如此一來，可防止頸部縮起，讓脊椎有效率地彎曲。

3 手肘往地板壓，再前彎

讓朝向地板靠近的手肘繼續往下壓，持續伸展背部。接著用雙手抓著腳跟偏上方的部位，將雙腳往髖關節的方向輕輕拉過來後前彎。背部拱起後，額頭貼著膝蓋，維持 30 秒。

CHECK POINT 3

腳踝後彎並拉著腳跟上側，充分伸展大腿後側

此動作的另一個目標，是為了伸展小腿肚與大腿後側。而肩膀與手臂的動作連動後會往下，還能達到背部進一步伸展開來的效果。

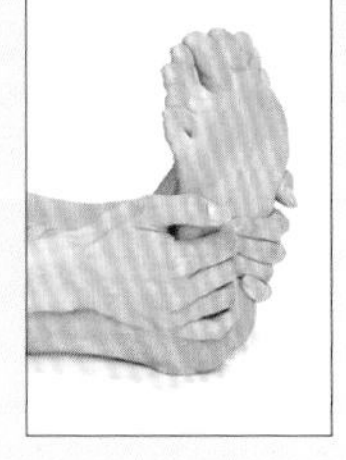

POSE 16

掃 QR code

看示範影片

頭碰膝式

Janu Sirsasana

難易度
★☆☆

擴展髖關節的可動範圍，並拱起背部充分伸展

此動作的目標，是為了一面擴展髖關節的可動範圍，一面讓脊椎舒服地彎曲。而防止頸部及肩膀縮起來的同時，刻意維持動作，將頭部往膝蓋靠近後拱起背部，能進一步讓背部舒服地伸展開來。

Body & Mind 這裡會看出效果！

- B 擴展髖關節的可動範圍
- B 使脊椎與髖關節變柔軟
- M 背部拱起，徹底放鬆

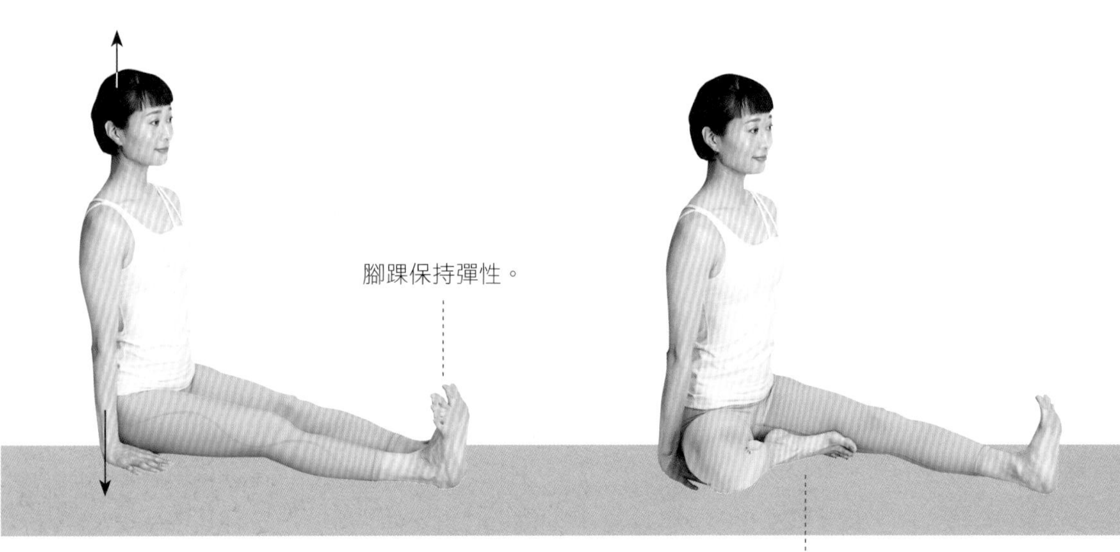

1 腳踝彎曲，雙腳伸直後坐好

雙腳伸直，以杖式（P.26）坐好，用手壓著地板，從頭頂往上伸展並立起骨盆。腳踝彎曲後腳尖立起，保持彈性不鎖死。

2 單腳彎曲，腳底緊貼大腿內側

單腳的膝蓋彎曲後打開，腳底緊貼著另一隻腳的大腿內側。單腳彎曲後，腳跟要盡量往髖關節靠近。

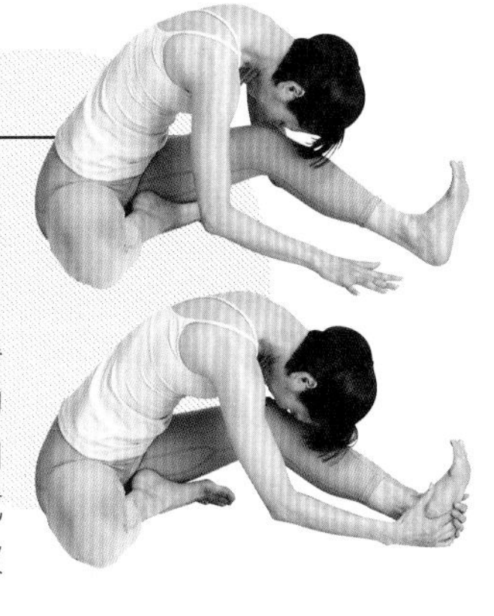

EASY

伸直腳的膝蓋維持在彎曲狀態也 OK

大腿後側僵硬，不覺得動作做起來很舒服的人，也可彎曲膝蓋。如此，一樣能藉由手肘或雙手的支撐，讓背部被舒服伸展開來。

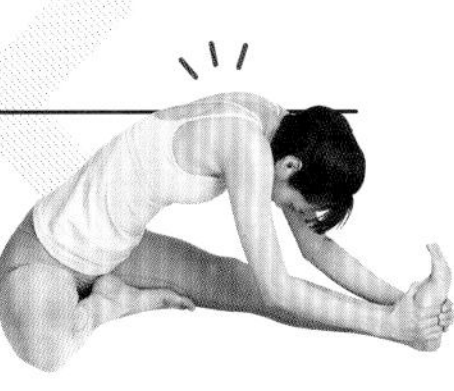

NG

切記，動作時肩膀和頸部不可縮在一起，如此不僅無法徹底伸展脊椎，還會造成肩膀痠痛。

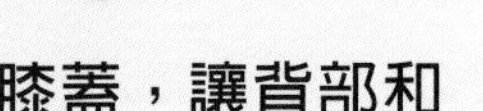

CHECK POINT 1

骨盆傾倒至能力所及處即可

傾倒上半身，直到骨盆完全前傾為止，接著，將背部拱起，額頭靠近膝蓋，使脊椎舒服地伸展開來。

這裡的肌肉最有感！

右腳彎曲後，與髖關節各種動作有關係的「縫匠肌」會發揮作用。而連結脊椎與骨盆的「髂腰肌」也能感受到伸展效果。

CHECK POINT 2

額頭靠近膝蓋，讓背部和頸部後方被舒服地伸展開來

此動作重點在於額頭往膝蓋靠近後前彎。不管柔軟度如何，都能「舒服地」感受到背部、頸部後方被伸展開來。

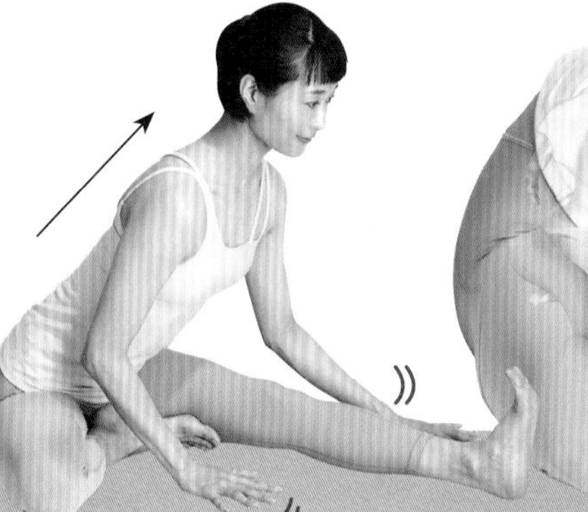

用手輕拉腳跟往上一點的地方，動作會更加穩定。

CHECK POINT 3

手肘朝地板放下後，肩胛骨會被打開，使脊椎進一步被伸展開來

藉由手肘推出去的動作，使肩胛骨被充分打開，此時，肩膀會往下，還能防止頸部縮起來，讓脊椎的彎曲動作更順暢。

3 骨盆前傾，背部拱起後前彎

雙手於身體前方貼地，利用雙手在地面移動的方式，將上半身從骨盆開始往前倒下去。骨盆完全傾倒後，背部拱起，繼續前彎。額頭盡可能往膝蓋靠近，還可以的人，抓著腳跟上面一點的地方往髖關節的方向輕拉，維持 30 秒。完成後換另一邊，以相同方式進行。

POSE 17

掃 QR code

看示範影片

反轉頭碰膝式

Parivrtta Janu Sirsasana

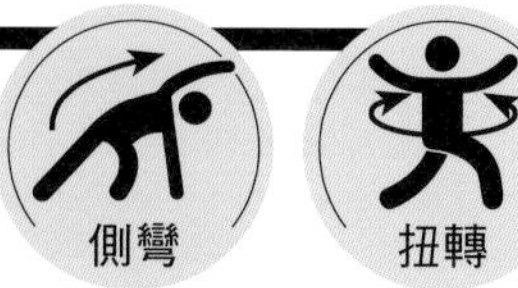

難易度 ★★☆

扭轉後傾倒身體，使脊椎確實側彎，打開胸部

此動作重點，在於讓脊椎充分伸展後扭轉，再側彎。若單只傾倒身體，注意力容易分散，因此，請留意脊椎的伸展，並好好體會胸部被舒服地打開來的感覺。

Body & Mind 這裡會看出效果！

- B 提升脊椎的柔軟度
- B 提升髖關節的柔軟度
- M 呼吸會進入體側，徹底感到放鬆

CHECK POINT 1

上半身伸展之後，再確實扭轉

扭轉前，先伸展上半身，維持這樣的感覺再同時轉體。須有穩定的根基，才能加上有效的扭轉動作。

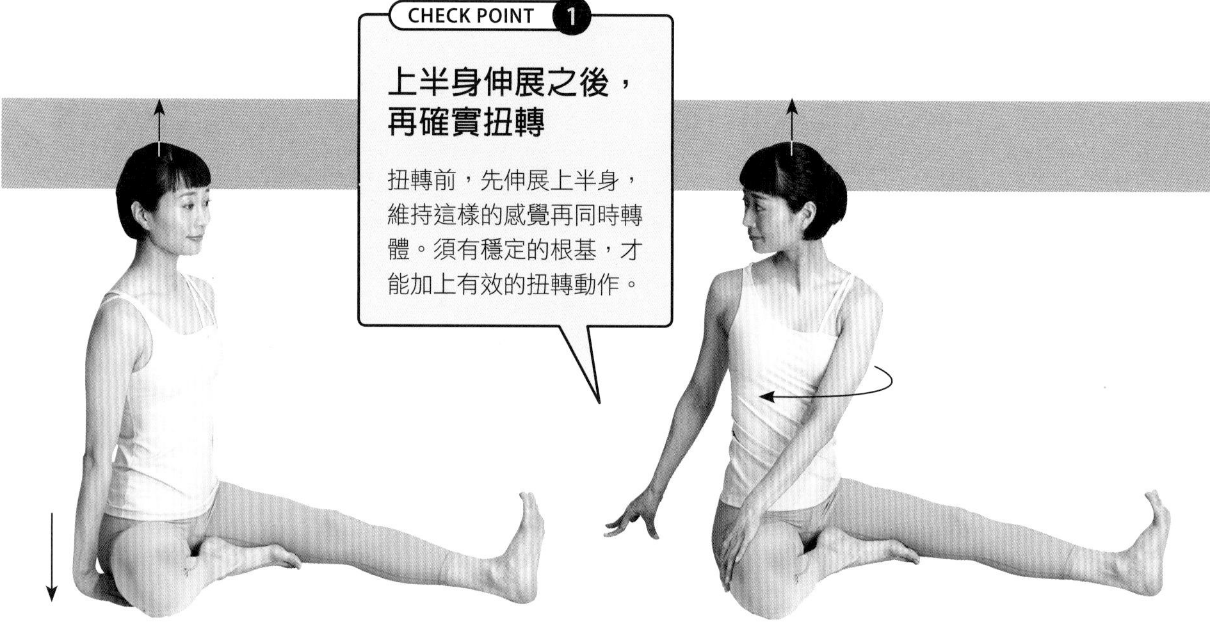

1 雙腳伸直，再將單腳彎曲

雙腳伸直，以杖式（P.26）坐好，單腳的膝蓋彎曲再打開，讓腳底緊貼著另一隻腳的大腿內側。用手壓著地板，有如從頭頂往上伸展一樣，把骨盆立起。

2 雙手分別放在大腿和地板上，再轉體

就像從頭頂往上拉一樣，讓上半身持續伸展。右腳彎曲的話，則是把左手放在右腳的大腿外側，右手貼地，再把上半身扭轉過去。

CHECK POINT 2

左右的坐骨請確實貼地，使根基更穩定

如果上半身往左傾倒，右邊的臀部就特別容易離地。為了充分達到側彎的效果，切記根基必須保持穩定。

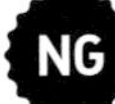

NG

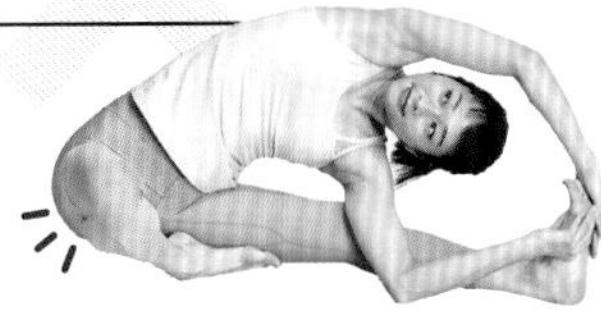

切記側彎時坐骨不可離地，否則便無法充分伸展體側。

CHECK POINT 3

上下活動肩胛骨，再傾倒身體

刻意將上側的肩胛骨往上方活動，下側的肩胛骨往下方活動，可以加深體側的伸展範圍，使動作變得更加順暢。

EASY

身體無法側彎到底也 OK

很難抓住腳且臀部會離地的人，可以維持在往上伸展時的狀態，不用刻意側彎到底。用另一邊的手背壓著大腿，好好體會體側被伸展開來的感覺即可。

將原本放在大腿上的手，當作支撐進行伸展。

頸部在脊椎的延長線上伸展開來，好好放鬆。
視線朝向斜上方的天花板。

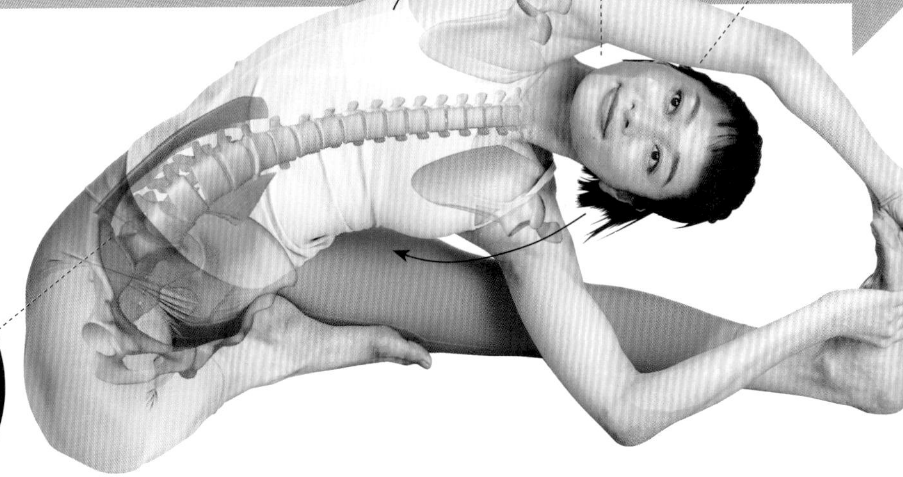

這裡的肌肉最有感！

上下活動肩胛骨（向上旋轉、向下旋轉），可加深側彎幅度。而連結骨盆的「腹斜肌群」及「肌方肌」等肌肉，也會確實發揮作用。

3 單手朝向天花板，使身體往側邊傾倒

將原本貼地的手往天花板抬高，使上半身朝著伸直的腳倒下去。還可以的人請用與伸直腳同側的手掌，從大拇指側抓住腳背。維持 30 秒。完成後換一邊，以相同方式進行。

POSE 18

掃 QR code

看示範影片

坐角式

Upavistha Konasana

難易度 ★★☆

讓往下拉的力量與向上伸的力量相互抵抗，充分伸展脊椎

坐角式須一面將雙腳左右打開，一面確實伸展脊椎，並避免背部拱起。利用雙手的力量將肩胛骨往下拉，同時頭頂往上伸展，如同讓兩股力量相互抵抗一樣，試著維持這樣的動作。

Body & Mind 這裡會看出效果！

- **B** 強化伸展脊椎的肌力
- **B** 提升髖關節的柔軟度
- **M** 伸展脊椎，增加幹勁

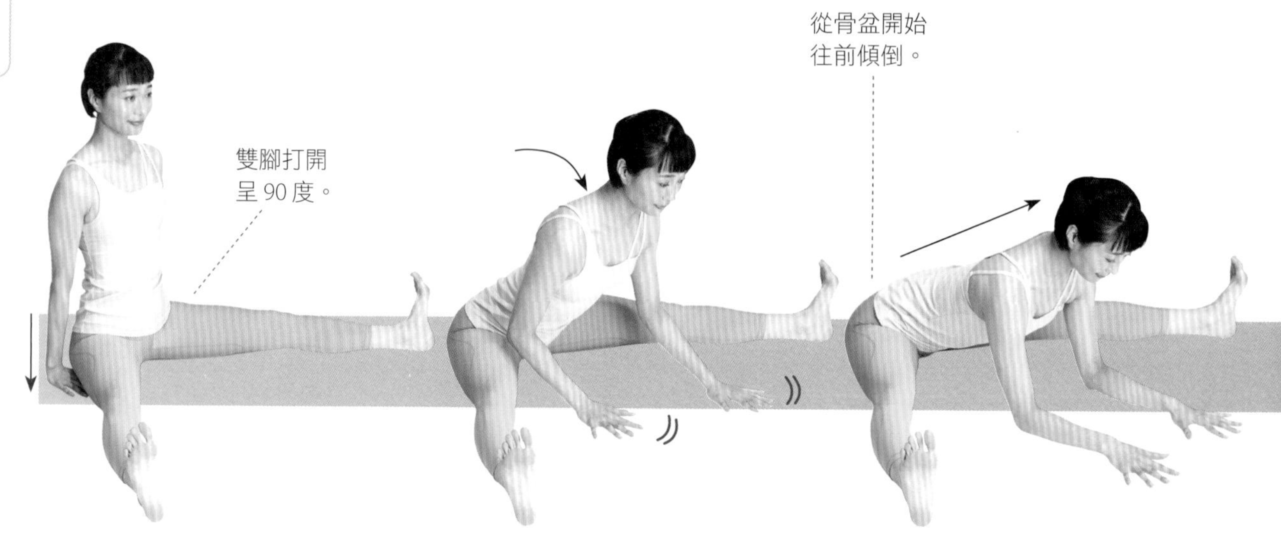

1 雙腳伸直並打開，呈 90 度

雙腳伸直，以杖式（P.26）坐好，雙腳打開呈 90 度。腳踝彎曲、保持彈性，用手壓著地板，確實立起骨盆。

2 用雙手往前移動，從骨盆開始向前傾倒

雙手貼地，往前移動，從骨盆開始向前傾倒，使上半身靠近地面。柔軟度好的人，可以將手肘貼地並以此作為支撐，同時肩膀往下放，伸長頸部。

EASY

彎曲膝蓋，維持雙腳打開的動作亦可

此動作重點在於以骨盆立起的狀態下進行。因此，用膝蓋彎曲的姿勢前彎，或是髖關節僵硬的人，可以雙腳打開後雙手貼地於後方，維持在這樣的姿勢也 OK。

TRY

下巴貼地，加深前彎的程度

覺得還可以的人，試著下巴貼地，進一步加深前彎的程度。但是這時背部不能拱起來，須刻意將脊椎挺直。

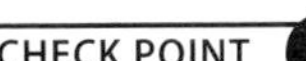

手肘打開往外拉，頸部就能自然伸展開來

手肘往外拉，肩胛骨自然就會往下，進而防止頸部縮來。在這個動作連動之下，骨盆會立起，使得脊椎被進一步伸展開來。

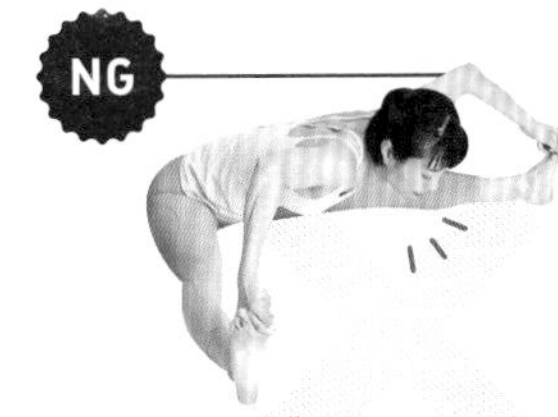

手肘不能往上張開，會使肩膀縮起緊繃，無法有效伸展脊椎。

CHECK POINT 1

雙腳的根部用力內縮，脊椎才能進一步伸展開來

抓住雙腳的大拇趾，用力內縮雙腳根部，從骨盆開始前彎。如此，能讓髖關節的可動範圍變大，脊椎也才容易被伸展開來。

這裡的肌肉最有感！

一邊打開雙腳一邊前彎，藉此伸展位於大腿內側的「內收大肌」，能提升髖關節的柔軟度，脊椎也會變得容易伸展開來。

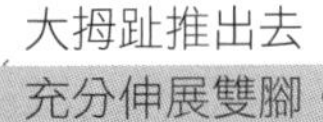

CHECK POINT 3

下巴稍微往前，從頭頂開始伸展，感覺脊椎被上下拉開來

維持動作的期間，須意識到往頭頂方向伸展的感覺。如此，才能進一步加深髖關節彎曲的程度，確實感受到脊椎被上下伸展開來的感覺。

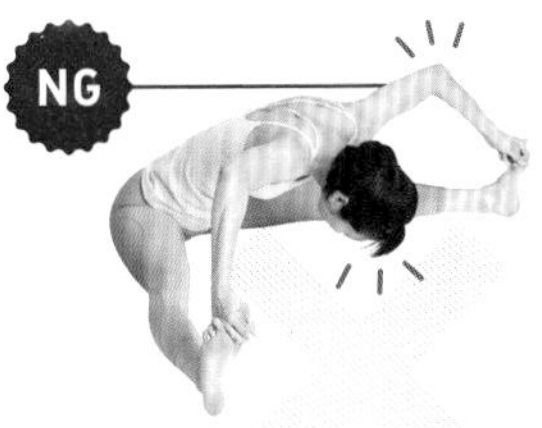

若沒有從頭頂開始伸展就前彎，脊椎便無法被有效拉開來。

3 雙手拉著大拇趾，停留在此

分別用左右手的 3 根手指，拉著雙腳的大拇趾，從頭頂開始伸展，傾倒上半身。靠近地面後，下巴稍微往前移動。手肘朝外張開，一面將腳往髖關節的方向拉，一面加深前彎的程度，維持 30 秒。

POSE 19

掃 QR code

看示範影片

船式

Navasana

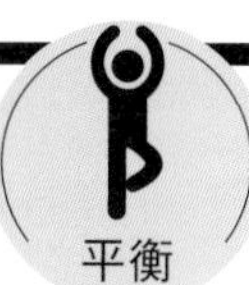

難易度 ★★☆

運用髖關節的深層肌肉，維持平衡

靠坐骨取得平衡，刻意讓指尖和腳尖放鬆，擺脫緊繃狀態。船式很容易讓人誤以為需要強大肌力，其實不必無謂使力，就能維持動作。

Body & Mind 這裡會看出效果！

- **B** 活化身體前側的肌肉
- **B** 強化髖關節與平衡感
- **M** 增加幹勁、專注力

CHECK POINT 1

手肘向外打開後抬高，腹肌就會啓動

連結肩胛骨的肌肉「前鋸肌」會經由肋骨與腹肌連動。腹部用力，便容易取得平衡。

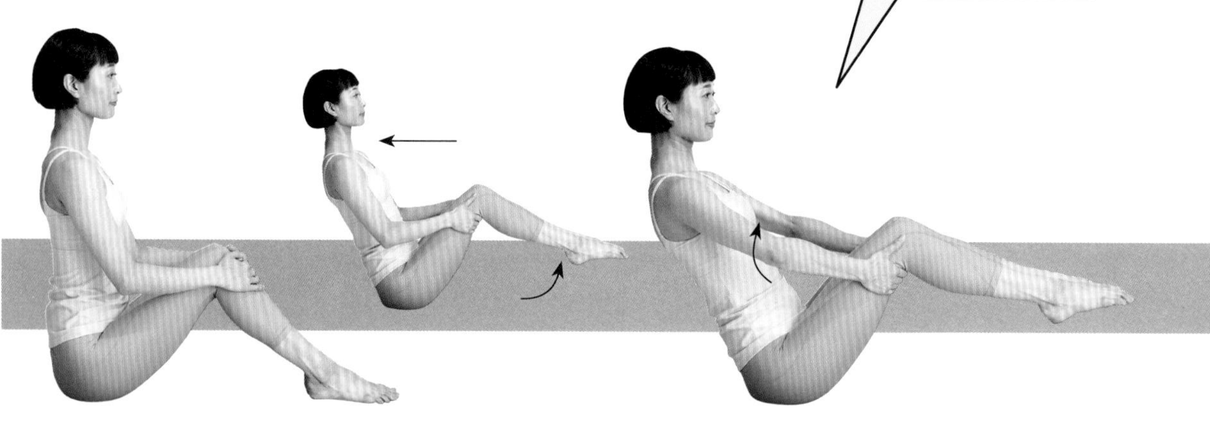

1 膝蓋彎曲，雙手抱膝坐著

雙腳伸直，以杖式（P.26）坐好。接著，膝蓋彎曲後立起，雙手放在膝蓋上，背部伸直，雙手抱膝。

2 抱著膝蓋後方，再將上半身往後

雙手持續抱膝，手肘朝外打開，將重心落在後方，上半身往後傾倒，同時抬高雙腳，以坐骨取得穩定平衡。

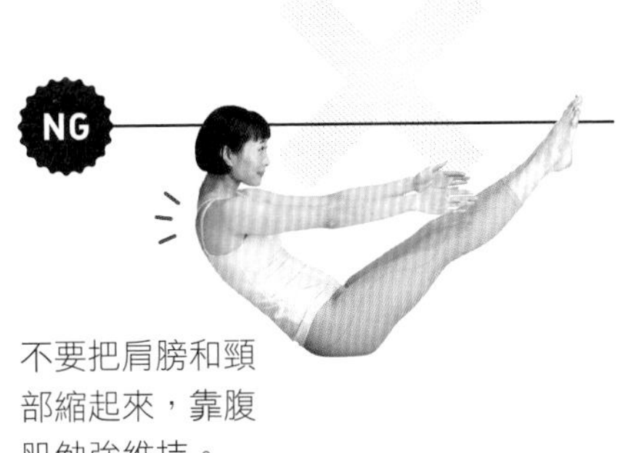

不要把肩膀和頸部縮起來，靠腹肌勉強維持。

EASY

膝蓋可彎曲，與地面保持平行也 OK

膝蓋無法伸直的人，在步驟 2 把腳抬高後，可將手伸直維持在此即可。記住，手臂與膝蓋要盡量與地面呈平行，如此，髖關節才能發揮伸展作用。

CHECK POINT 2

雙腳的根部用力內縮，強化髖關節

伸展膝蓋時，雙腳的根部（鼠蹊部）要有用力內縮的感覺。如此，髖關節的肌肉才能有效運作，使雙腳更容易抬高。

CHECK POINT 3

肩膀往下、頸部伸直、骨盆立起，能使上半身更穩定

肩膀和頸部縮起來的話，背部就會拱起，使得姿勢變得不穩定。而刻意讓肩膀往下之後，上半身就會穩定，骨盆也會變得容易立起來。

指尖和腳尖放輕鬆。

手肘伸直，不鎖死也不彎曲。

這裡的肌肉最有感！

連結脊椎與髖關節的「髂腰肌」，也是用來支撐動作非常重要的肌肉。藉由從雙腳根部往上拉的動作，方能有效鍛鍊。

3 膝蓋伸直後，手臂也伸直與地面保持水平

靠坐骨取得平衡後，維持動作，從膝蓋開始盡量將腳尖筆直伸展。接著放手，手臂呈水平狀往遠方伸直，維持 10 秒。

站姿
坐姿
趴姿
後仰
反轉

POSE 20

掃 QR code

看示範影片

牛面式

Gomukhasana

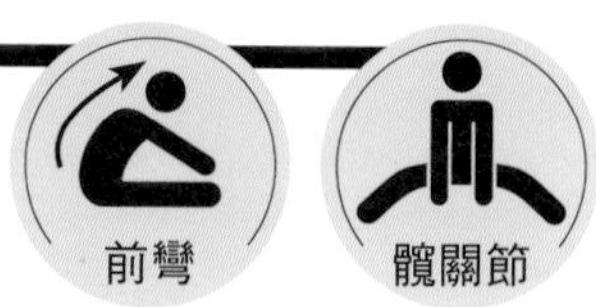

難易度

活動肩胛骨再將胸部打開之後，雙手會連結起來，使脊椎被充分伸展開來

刻意活動肩胛骨後，雙手其實很容易就能在背後連結起來。此外，髖關節僵硬的話，根基便難以穩定，因此臀部會離地的人建議可以鋪著毯子進行。

Body & Mind 這裡會看出效果！

- B 使脊椎、肩關節變柔軟
- B 放鬆髖關節的周圍肌肉
- M 將背部拱起來好好放鬆

CHECK POINT 1

雙腳交叉後再坐下，才能使雙腳緊靠交錯在一起

雙腳交叉後再坐下來，藉由內側緊靠的動作，能使動作的根基更穩定。手貼地、臀部抬高之後，雙腳才能完全交錯在一起。

這裡的肌肉最有感！

連結肩胛骨與手臂的「棘上肌」、「棘下肌」等肌肉會發揮作用，提升肩胛骨的柔軟度。而藉由雙腳交叉，作為根基的髖關節也能達到放鬆效果。

1 呈四足跪姿，再將雙腳交錯在一起

從正坐姿變成雙手在前貼地的四足跪姿，再讓單腳與另一隻腳交錯在一起。

2 臀部往下坐

維持在雙腳交錯的姿勢，慢慢地將臀部往地面移動，坐下。此時骨盆會立起，並請刻意讓脊椎呈現筆直狀態。

EASY

雙手碰不到的人，可以握起拳頭

雙手無法於背後交握的人，可握起拳頭，以拳頭壓著背部，這樣胸部也會被打開。

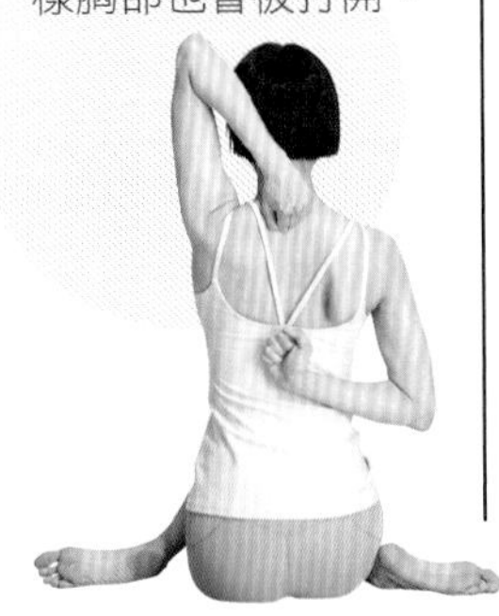

CHECK POINT 2

肩膀往下骨盆就會順勢立起，根基便會更穩定

手臂相連結後肩膀容易縮起來，因此切記要刻意讓肩膀往下。而脊椎確實伸展後骨盆會連動，讓作為根基的雙腳更容易交叉。

NG

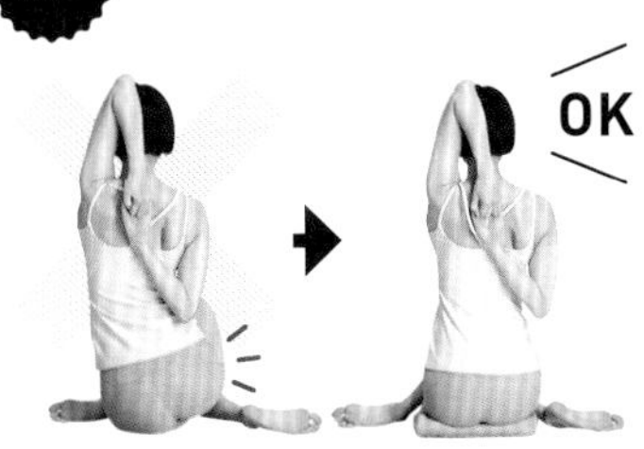

坐骨歪斜的人，請在臀部下方鋪上毯子，藉以保持姿勢穩定。

CHECK POINT 3

肩胛骨往後拉，用頭部壓著手肘，胸部就可以充分被打開

肩胛骨往後拉的同時，用頭部壓著上方的手肘，藉此提升肩關節的自由度。還能提升伸展脊椎的效果。

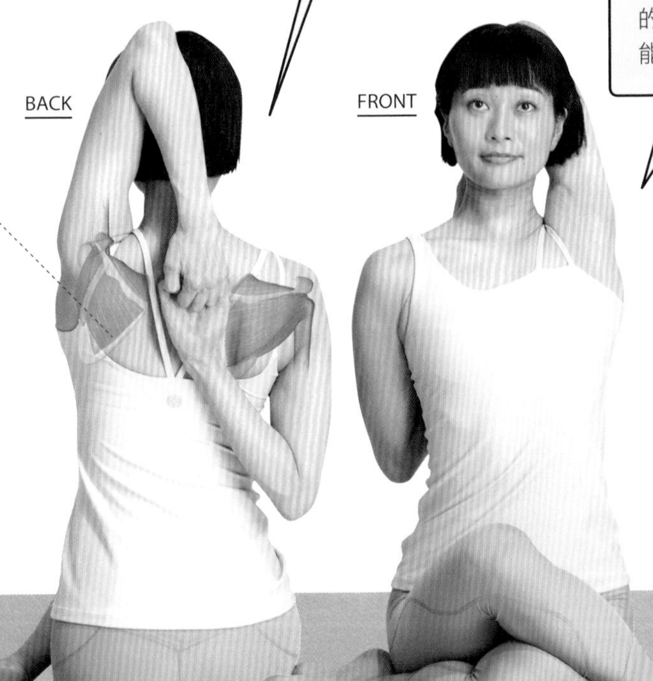

NG

若手臂容易向外打開，請拉著手肘進行伸展，避免姿勢錯誤。

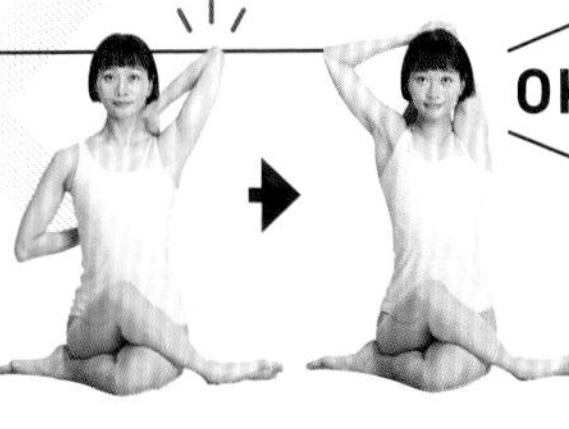

左右坐骨，請確實貼地。

3 雙手轉到後方，於背部交握

當右腳位於上方時，把左手從上方轉到背後、右手從下方轉到背後，讓雙手於背部交握。接著，頭部輕壓左手的手肘，徹底伸展胸部。

4 前彎，額頭往膝蓋靠近

雙手保持交握狀態，逐步前彎，額頭往膝蓋靠近。注意要避免臀部離地，讓背部有伸展開的感覺，同時維持 30 秒。完成後換另一邊，以相同方式進行。

POSE 21

掃 QR code

看示範影片

單腿鴿式

Eka Pada Kapotasana

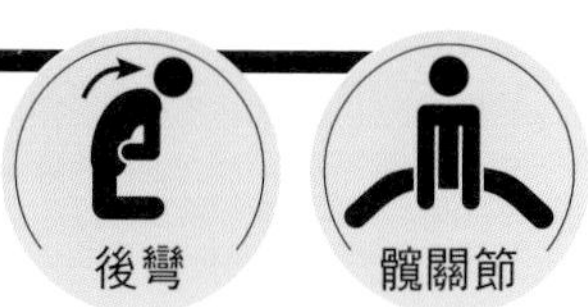

難易度

★★☆

骨盆務必朝向正面，動作進行時才會更順暢

這是能一面提升髖關節的柔軟度，一面將胸部打開並舒服伸展的瑜伽動作。好好感覺力量的方向，會隨著腳伸直後的方向，以及手臂的使用方式而不同。也要記得深呼吸，讓胸部進一步被伸展開來。

Body & Mind 這裡會看出效果！

- B 強化背肌
- B 使脊椎與髖關節變柔軟
- M 將胸部打開後會更有幹勁

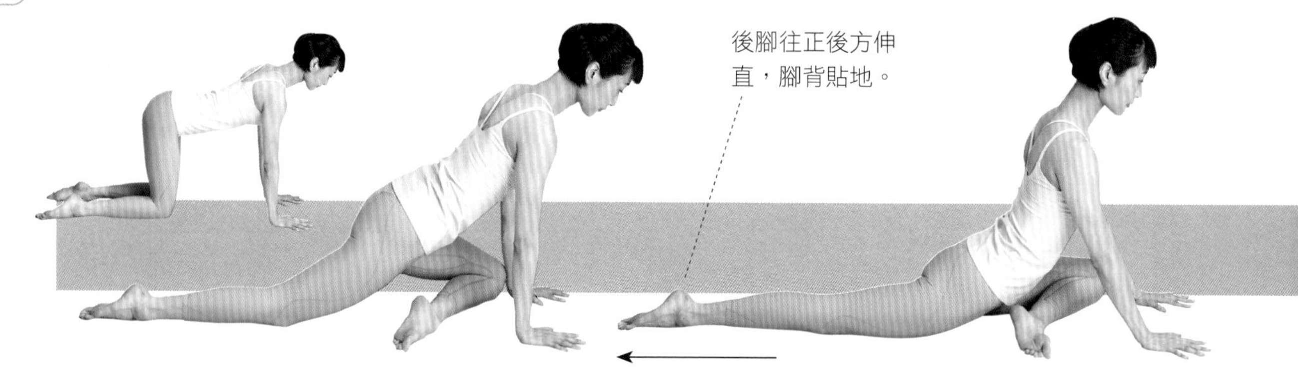

1 四足跪姿，再將單腳往前伸

從正坐姿開始，將雙手放在前方地板上，呈四足跪姿後，單腳的膝蓋彎曲，從雙手之間推出去後貼地。

2 從腳尖開始，把後腳伸直

另一隻腳從腳尖開始往後面遠方伸展，腳背貼地，變成雙腳前後打開的姿勢。

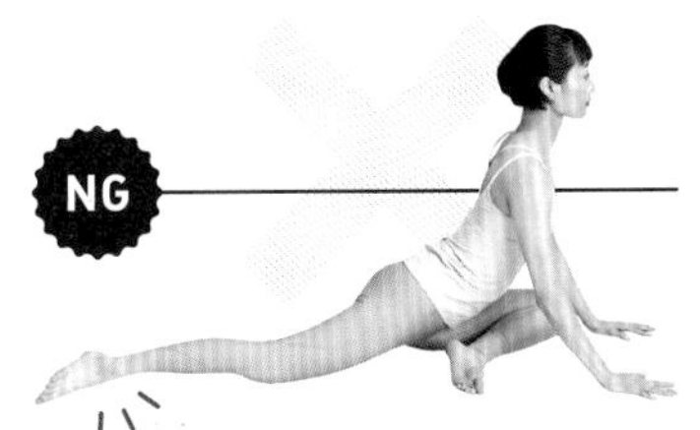

後腳不可向外打開，如此會造成骨盆傾斜，使得髖關節及脊椎無法舒服地伸展開來。

EASY

停留在上半身往上抬高到一半也 OK

髖關節僵硬的人，有時可能會覺得動作做起來很吃力。因此，將後腳的根部盡量伸直之後，在能力範圍內盡可能抬高上半身停留即可。

CHECK POINT 2

刻意將手肘往後拉，胸部自然就會打開

胸部要運用手臂的動作，自然後彎。感受到每次呼吸時，胸部都有被再多打開一點的感覺。

CHECK POINT 1

後腳的腳背貼地，往正後方伸直

此動作重點在於後腳要從根部的鼠蹊部開始，確實伸直。此外，腳尖朝向正後方，藉此能預防骨盆傾斜。

視線朝向斜上方，藉此將背肌往上拉。

這裡的肌肉最有感！

下腹部往上拉，支撐腹部周圍的「腹橫肌」就會因此發揮作用。朝向正面的骨盆也會更穩定，讓腰部周圍的肌肉被舒服地伸展開。

CHECK POINT 3

骨盆立起後朝向正面，把下腹部往上抬起

骨盆傾斜或扭轉的話，腰部會縮起來而無法舒服地進行伸展。因此，包含下腹部在內，都要好好運用才能幫助骨盆維持穩定。

3 上半身抬高，把胸部往前推出去

指尖立起後雙手貼地，稍微往後移動，抬高上半身。一面將手肘往後拉，一面將胸部往前推出去，從鼠蹊部到頸部都要充分伸展開來，維持 30 秒。完成後換另一邊，以相同方式進行。

POSE 22

掃 QR code

看示範影片

半魚王式

Ardha Matsyendrasana

難易度 ★★★

深呼吸、肩胛骨前後移動，就能舒服地扭轉

能舒服的加深扭轉程度的祕訣，在於左右的肩胛骨各自發揮作用。注意力放在扭轉的方向上再活動肩胛骨，將呼吸送到位於對角線上打開的肩膀上，就能輕鬆維持此動作。

Body & Mind 這裡會看出效果！

- B 強化扭轉脊椎的肌肉
- B 提升髖關節的柔軟度
- M 強化身體核心，增加幹勁

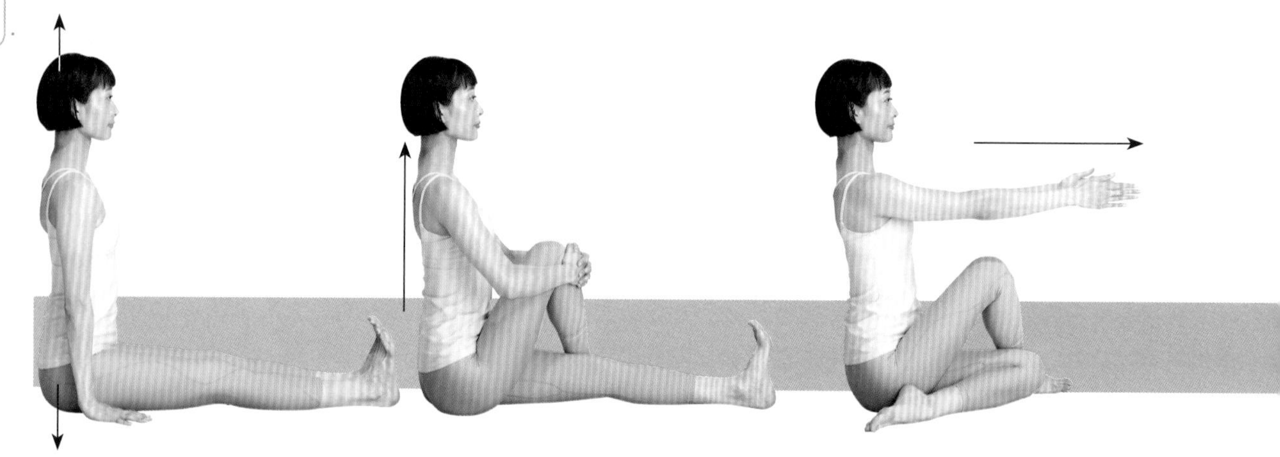

1 單腳膝蓋彎曲，跨過另一隻腳

雙腳伸直，以杖式（P.26）坐好，用手壓著地面再將頭頂往上拉。接著單腳彎曲，跨過另一隻腳後緊貼在大腿外側，再用雙手抱著單腳彎曲後的小腿。

2 上半身挺直，雙手往前伸直

雙手抱著小腿，挺起上半身，同時將單腳伸直的膝蓋彎曲，腳跟緊貼在臀部側邊。接著雙臂如同「排隊時向前看齊」般，筆直地往前伸。

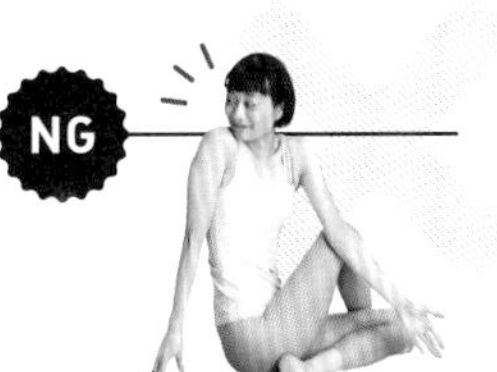

若肩膀縮起來前傾，便會無法順利扭轉。

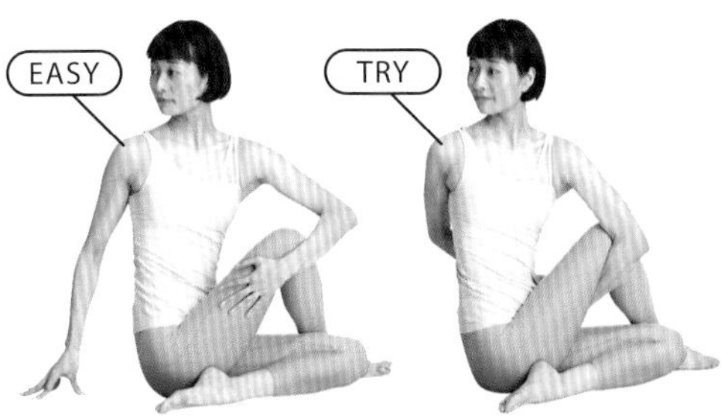

扭轉的程度會因為手的位置而異

身體僵硬的人，請用手壓著立起來的膝蓋，加深扭轉的程度。柔軟度好的人，則可將手臂從膝蓋下方穿過去，再於背部雙手交握，能提高伸展幅度。

CHECK POINT 2

吸氣的同時將身體往上拉，能進一步加深扭轉的幅度

想提高上半身扭轉幅度的祕訣，就是將頭頂往上拉，使骨盆立起，讓根基更穩定。同時，吐氣也要放輕鬆些，以免骨盆歪斜不穩定。

CHECK POINT 1

藉由肩胛骨頂出去、往後拉的動作，有效扭轉脊椎

刻意將往前方扭轉的那一側，朝前方頂出去，而往後方扭轉的那一側，則朝後方拉回來。與肩胛骨連動之後，脊椎就會進一步扭轉開來。

這裡的肌肉最有感！

確實讓骨盆的根基保持穩定，並扭轉上半身之後，靠側腹部扭轉或傾倒身體的「腹內斜肌、腹外斜肌」就會強力發揮作用。

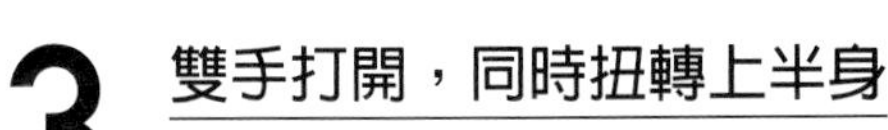

3 雙手打開，同時扭轉上半身

若是右腳在上，則是同側的右手劃過天花板後打開，並於後方貼地，扭轉上半身。另一邊的左手伸直後，放在立起的膝蓋外側，再一面互壓一面加深扭轉程度。維持 30 秒之後，再換另一邊，以相同方式進行。

CHECK POINT 3

用後方的手壓著地板，能將上半身進一步往上抬高伸展

透過用手壓著的動作，肩胛骨就會往下，使容易縮起來的頸部得以舒服地伸展開來。另外，藉由往上拉的動作，胸部還能達到更深層且舒服的擴展效果。

POSE 23

掃 QR code

看示範影片

駱駝式

Ustrasana

難易度 ★★★

注意力放在骨盆與肩胛骨上，就能輕鬆後彎

做駱駝式時，若勉強將身體後彎，不僅會感到不舒服，脊椎也無法舒服地伸展開來。因此，祕訣是要將注意力放在骨盆及肩胛骨上，再加上一些小動作，胸部就會神奇地擴展開來，感覺呼吸變得更輕鬆。

Body & Mind 這裡會看出效果！

- B 強化背肌與腹肌
- B 伸展脊椎使周圍肌肉變柔軟
- M 經由深度伸展，強化專注力

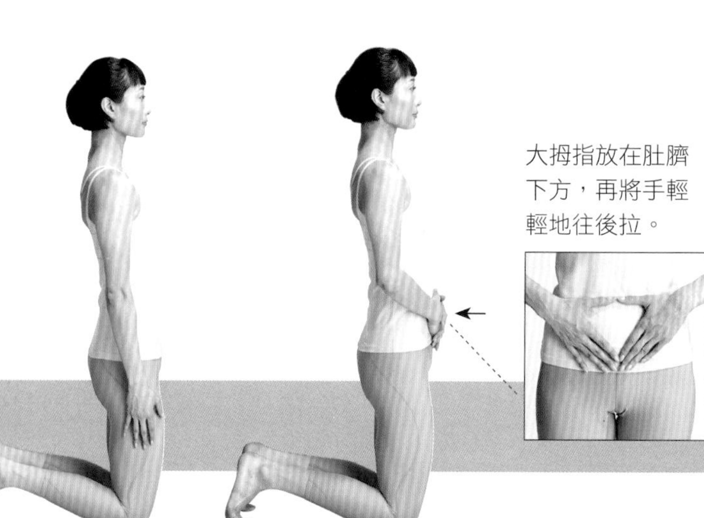

大拇指放在肚臍下方，再將手輕輕地往後拉。

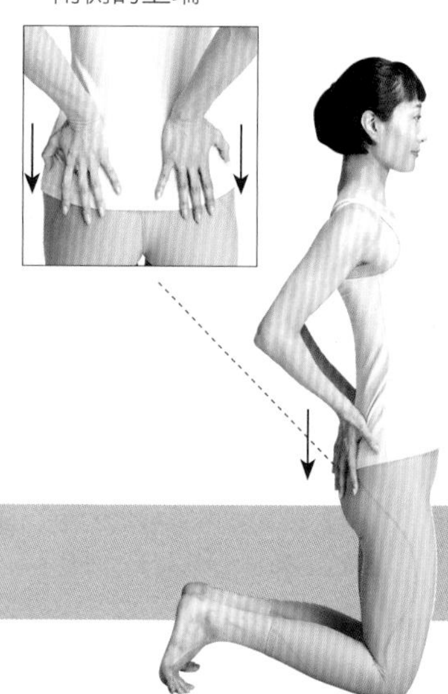

雙手放在骨盆兩側的上端。

1 立膝跪著，骨盆穩定不歪斜

以正坐姿開始，抬高臀部，變成立膝跪姿。雙腳打開與腰同寬，或比腰稍窄一點，腳尖立起。接著用手做出三角形，放在變平坦的腹部上輕拉。穩定骨盆之後，抬高上半身伸展背肌。

2 雙手放在骨盆後方

指尖朝下後，雙手放在骨盆的後方。接著用手肘使肩胛骨靠攏，同時讓骨盆往下，用手往下壓使身體倒向後方（後傾）。

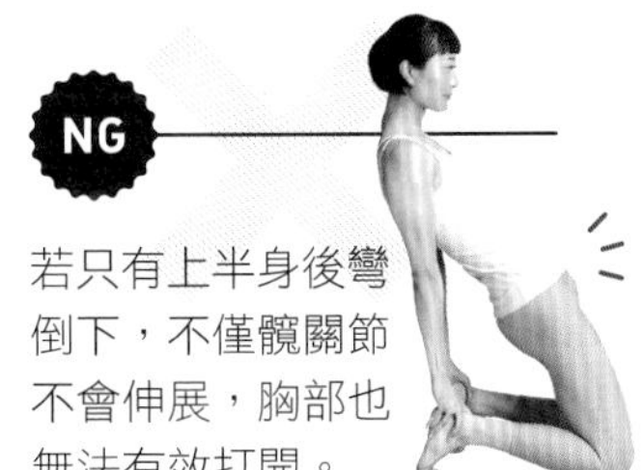

若只有上半身後彎倒下，不僅髖關節不會伸展，胸部也無法有效打開。

NG

切記肩膀不可縮起、頸部無力往下，否則維持動作時會很痛苦。

CHECK POINT 2

伸展頸部前方，視線往上，避免頸部縮起來

切記上半身後彎時，要收下巴，接著重點在於不要勉強伸展頸部的前側。舌頭緊貼上顎之後，肌肉就能確實發揮作用。

舌頭要緊貼上顎。

CHECK POINT 1

用手和腹部，使骨盆後傾，有效伸展髖關節

用雙手將骨盆往下壓，使腹部往內縮變平坦。骨盆向後傾倒後，再伸展髖關節，以防腰部縮起來。

這裡的肌肉最有感！

持續讓骨盆後傾，使肩胛骨往後靠。利用肩胛骨推出去後胸部會打開的連動，讓身體後彎時會使用到的「胸棘肌」確實發揮作用。

收下巴看著胸部。

EASY

上半身無法後彎到底也 OK

雙手碰不到腳跟的人，可將手放在骨盆上往下壓，停留在此。但記得深呼吸，感覺胸部被持續打開的感覺。

3 骨盆往下壓，持續打開胸部

收下巴，視線看向胸部，一面將骨盆往下壓一面把上半身往後倒。接著，分別用單手抓著腳跟，將胸部朝著天花板的方向拉上去。同時，一邊伸展頸部前方，一邊將頭部倒下去，視線要朝向斜上方看。利用類似空氣進入胸部的感覺，將胸部持續往上拉，維持 10 秒。

CHECK POINT 3

腹部變平坦、骨盆穩定後，胸部往上拉的感覺就會輕鬆許多

腹部內縮變平坦後，骨盆周圍就會穩定，使動作更穩固。同時透過胸部往上拉的動作，充分伸展脊椎，亦能防止腰部縮起。

POSE 24

掃 QR code

看示範影片

眼鏡蛇式

Bhujangasana

難易度 ★☆☆

利用活動身體時力量的方向性，順勢將脊椎往上拉

此動作成功的關鍵並不是將腰部後彎，而是要舒服地將脊椎往上拉。分別把注意力放在活動手臂、腳尖、頭頂時，形成各種不同方向的力量相互抗衡，就能感覺到既柔軟又強力的伸展效果。

Body & Mind 這裡會看出效果！

- B 強化背部肌群的肌力
- B 強化後彎能力，使脊椎變柔軟
- M 胸部打開後，會更有幹勁

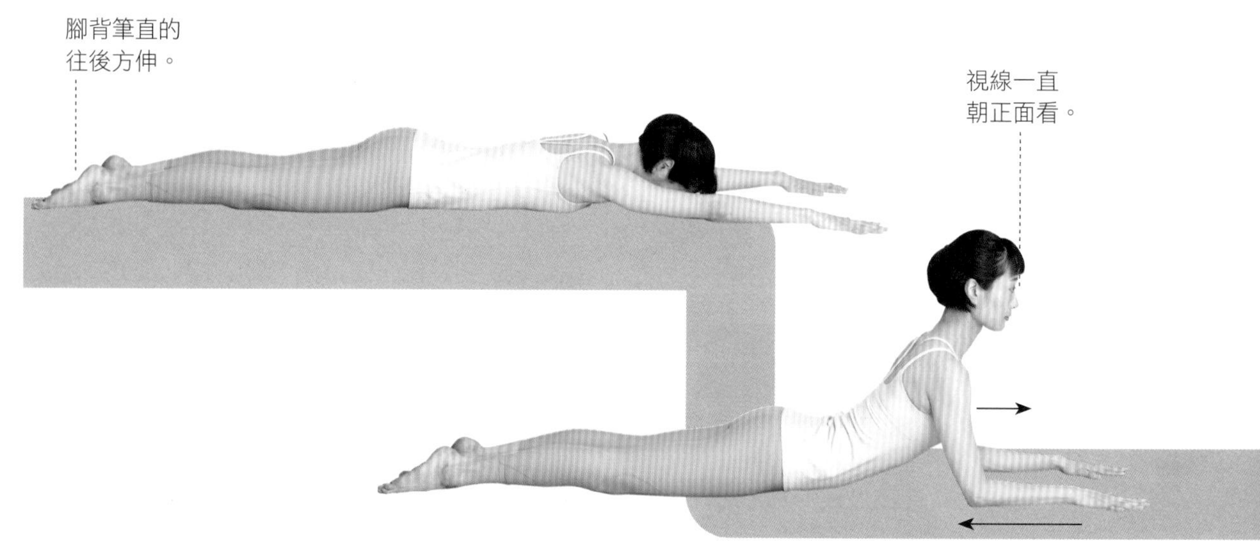

1 呈趴姿，雙手向前伸直

雙手重疊放在額頭下方，呈趴姿。接著雙腳併攏、雙手手掌朝下，再將雙手筆直向前伸直。

2 手往後拉，同時抬高上半身

就像在拉扯地面一樣，一邊將肘尖滑到自己面前，一邊慢慢的逐步抬高上半身。

CHECK POINT 1

雙腳完全往遠方伸展，以防腰部縮起來

雙腳腳背貼地，刻意往遠方伸展並停留於此。全身要完全伸展開來，腰部不可縮起。

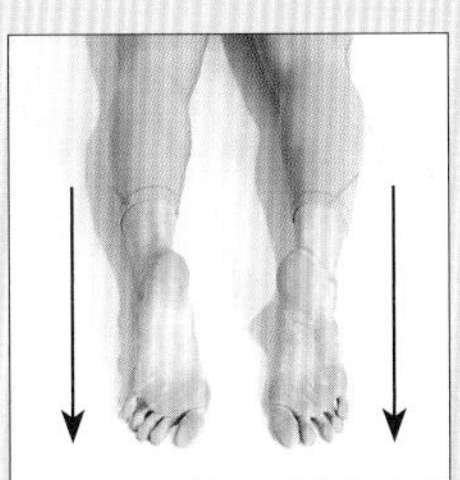

NG

若腳尖朝外打開，會增加臀部負荷，做起來會有不舒服的感覺。

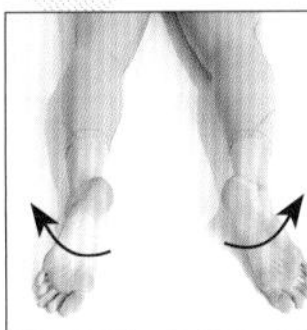

TRY

運用背肌的力量維持上半身的高度

在步驟 2 抬高上半身的地方開始，維持雙手離地的動作，可進一步有效鍛鍊到伸展脊椎的動作時，一定會用到的背肌。

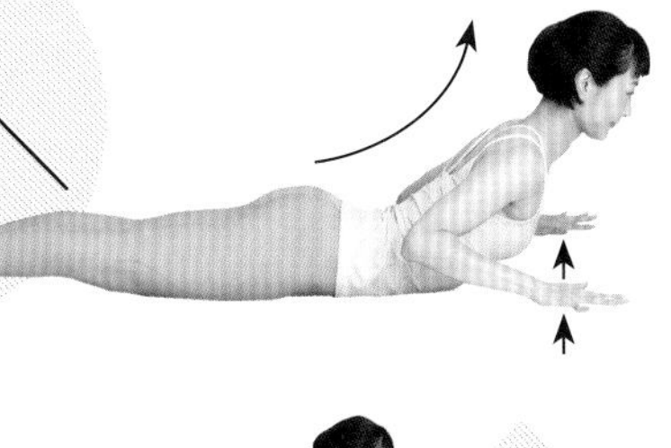

NG

腳離地的話也會額外施力，造成腰部的負擔。

CHECK POINT 2

舌頭緊貼上顎，收下巴，視線朝斜上看

記得收下巴，否則頸部容易縮起來，所以要特別留意。舌頭緊貼上顎之後，位於頸部前側的肌肉就會舒服地伸展開來。

頭頂像是被拉扯般，往上伸展。

這裡的肌肉最有感！

只要手肘往後拉，遍布於背部的「背闊肌」及「斜方肌」的下方部位，就能有效發揮作用。再加上胸部往前推的動作，也有助於胸椎後彎，增加上半身的靈活度。

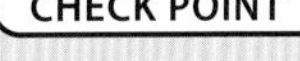

3 伸展手肘，進一步抬高上半身

將原本貼地的手肘伸直，使上半身進一步抬高。伸展頸部的前側，最後視線朝向斜上方看。頭頂像是被拉扯般往上拉，保持腹部變平坦，打開胸部，維持 30 秒。

CHECK POINT 3

利用手肘往後拉的力量，把胸部往前推出去

維持動作的期間，也要刻意將手肘往後拉，藉由這股力量持續把胸部往前推出去，如此一來，就能讓脊椎更有效率地被伸展開來。

POSE 25

掃 QR code

看示範影片

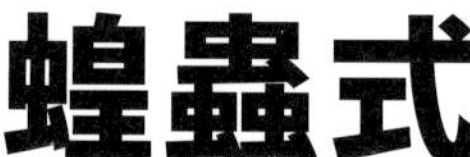

蝗蟲式

Salabhasana

難易度 ★★★

感覺雙腳往遠方伸展般，輕鬆又舒服地抬高

這是高強度的瑜伽動作，必須刻意將身體後彎，腰部才會縮起來，通常會覺得不舒服。因此，請想像著將雙腳往遠方伸展，如此一來動作時自然就能抬高。這個動作能幫助髖關節的前側變強健，後側則會變柔軟。

Body & Mind 這裡會看出效果！

- B 強化背肌與提升柔軟度
- B 使髖關節前後變強健、變柔軟
- M 藉由高強度動作，提升專注力

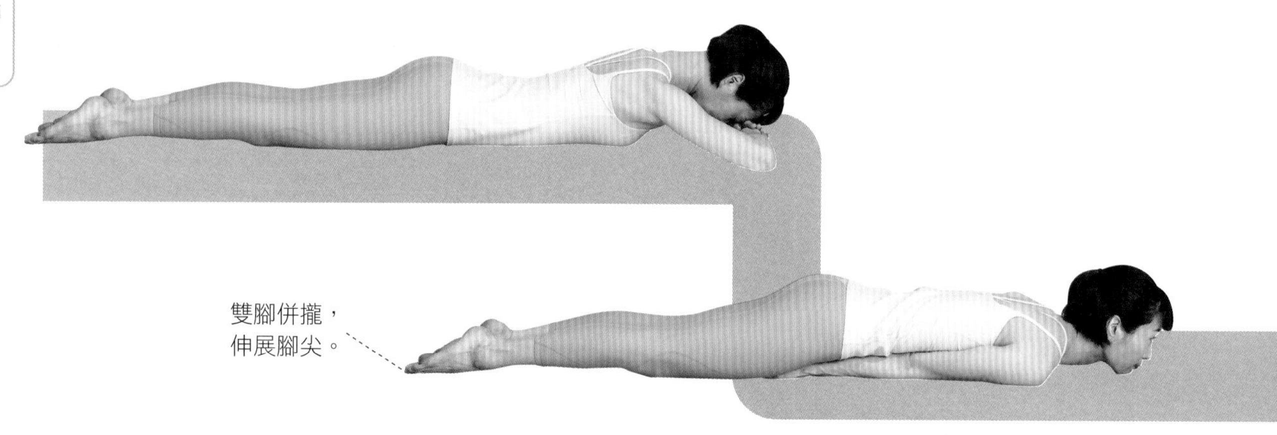

1 呈趴姿，雙手放在額頭下方

呈趴姿，雙手重疊後放在額頭下方。雙腳併攏，再將雙腳腳尖伸直。

2 雙手伸進大腿下方

手臂往後筆直伸展，讓腰部離地，同時將雙手手掌朝下放在大腿下方。或者，也可以握拳再將大拇指伸進大腿下方。

NG

雙腳務必併攏，否則腰部會縮起來，無法有效伸展背部和髖關節。

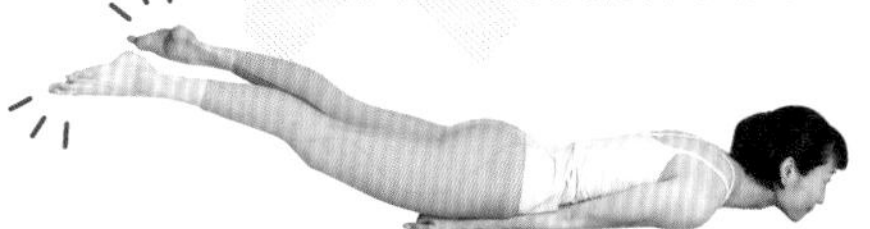

NG

注意力轉移到身體後彎的動作上，導致膝蓋彎曲，身體無法有效伸展開來。

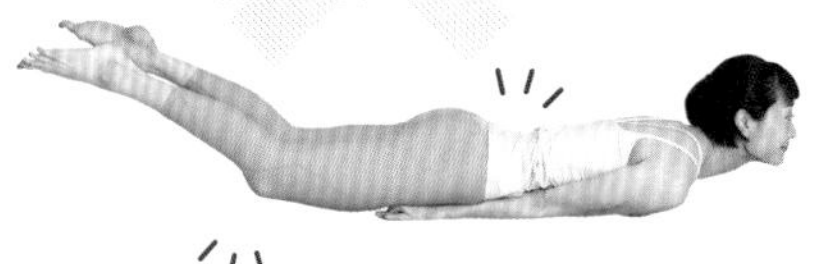

CHECK POINT 1

比起將腳往上抬高，更應該往遠方伸展，使腰部舒服地後彎

勉強抬高，可能導致雙腳打開，造成腰部縮起。為此，重點是腳尖應往「遠方」持續伸展抬高，藉此才能使腰部自然後彎，不會造成過多壓力。

CHECK POINT 2

下巴確實貼地，能使動作更穩定

若把注意力轉移到身體後彎的動作上，導致下巴離地，會對腰部及背部造成負擔。因此，下巴要貼地，只有眼睛看著前方。

這裡的肌肉最有感！

伸展髖關節的前側，能強化臀部的「臀大肌」及大腿後側的「大腿後側肌群」。雙腳不過度打開，也是此動作能否發揮效果的重點之一。

與其抬高，更應該往「遠方」伸展。

手掌朝下支撐。

下巴貼地視線看向前方。

3 雙手手臂緊壓地板，伸展雙腳

雙手伸進大腿底下後，壓著地板，靠手臂支撐上半身，同時盡量將雙腳有如往遠方伸展般抬高，維持 10 秒。腰部後彎後不用刻意抬高雙腳，而是有意識的持續伸直雙腳，這樣雙腳才能輕鬆抬高。

CHECK POINT 3

雙手手臂壓著地板，以穩定的根基伸展全身

此動作最重要的，是雙手手臂用力壓住地板，穩定根基，使身體完全伸展開來。此外，手握拳的話，身體會更加穩定。

POSE 26

掃 QR code 看示範影片

兔子式

Shashankasana

彎曲

難易度 ★☆☆

大口深呼吸，就能舒服地展開背部

這是頭部前側貼地、背部拱起來打開，就能徹底放鬆的瑜伽動作。請注意，重心不能過度落在頸部上，同時也要大口深呼吸，幫助背部被舒服地伸展開來。

Body & Mind 這裡會看出效果！

- B 提升脊椎的柔軟度
- B 伸展背部的肌肉
- M 確實打開背部，徹底放鬆

腳尖併攏，
保持平行。
用雙手拉
著腳跟。
額頭不必勉強
靠近膝蓋。

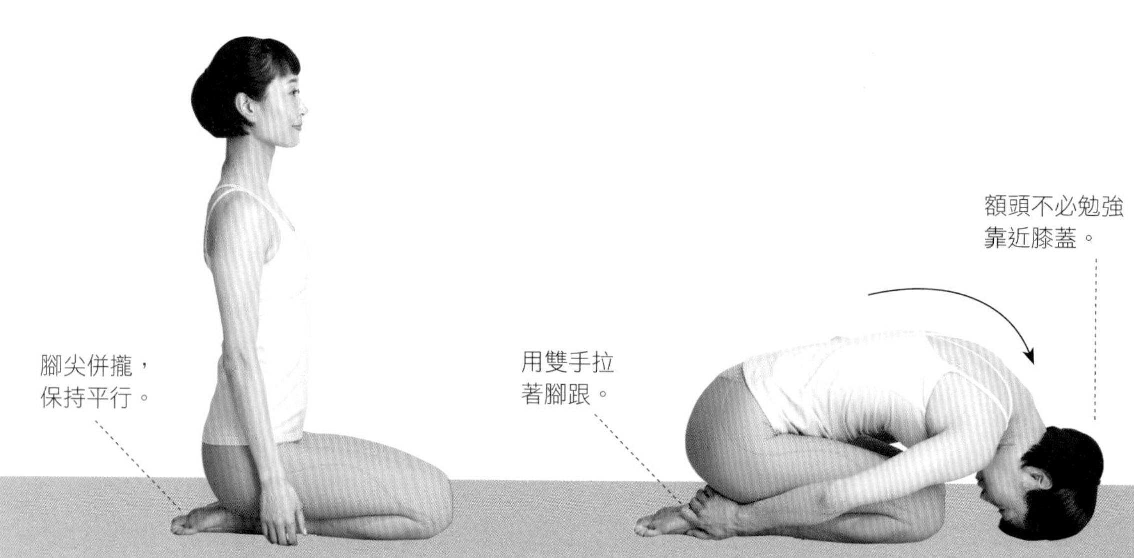

1 正坐，腳尖併攏再伸直

從正坐姿開始動作。腳尖不重疊，而是併攏後筆直地往後伸展。

2 前彎後，額頭往膝蓋靠近

身體往前傾倒，額頭靠近膝蓋。若柔軟度好的人，可將額頭貼地。接著，用雙手抓著腳跟，拱起背部。

CHECK

頭部貼地的位置不同，動作的目標就會不同

頭部前側貼地時，目標是為了使背部打開好好放鬆；頭頂部位貼地時，可定位成進階版頭立式的準備動作。此外，還有其他像是手背朝下伸直，以及放在頭部側邊等變化。

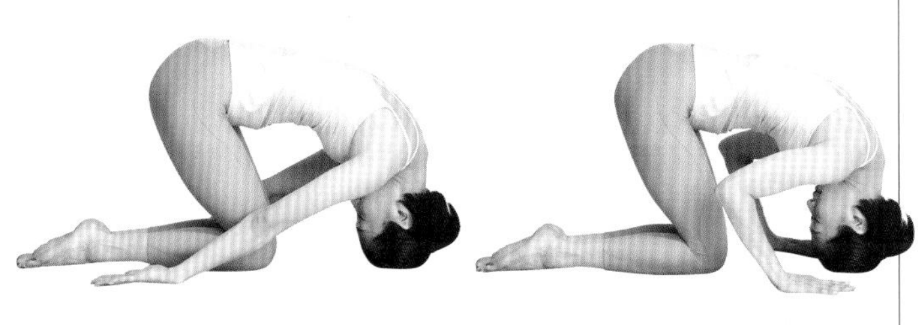

CHECK POINT 2

大口深呼吸，能提高背部的擴展空間

慢慢地深呼吸，舒服的將呼吸送到拱起的背部。當背部進一步擴展，就能獲得更多放鬆的感覺。

CHECK POINT 1

慢慢地臀部抬高，能減緩頸部負擔

若突然用力抬高臀部，會對頸部及頭部造成強烈負擔，因此要多加留意。請記得讓重心慢慢地緩慢移動。

這裡的肌肉最有感！

背部會隨著呼吸擴展開來，伸展周邊的肌肉。用手臂作為的支撐，則能將連結肩胛骨和脊椎的「菱形肌」等肌肉舒服地伸展開來。

CHECK POINT 3

雙手抓住腳跟但不要用力拉，而是靠著維持動作即可

若雙手用力拉，強度過強就無法「舒服」的完成動作。因此，藉由輕輕靠著的程度，用手臂撐著維持動作就好。

3 重心往前移動，頭部前側貼地

繼續用雙手抓著腳跟，慢慢抬高臀部，使重心往前移動，頭部的前側貼地，維持10秒。須留意避免負荷過大，動作要慢，才能舒服地伸展開來。

站姿
坐姿
趴姿
後仰
反轉

POSE 27

掃 QR code

看示範影片

仰臥英雄式

Supta Virasana

難易度
★☆☆

動作時若腰部容易後彎，骨盆稍傾斜即可調整

雖然做仰臥英雄式時腰部容易後彎，但只要讓腹部變平坦同時拉高胸部，藉此調整骨盆的傾斜度，就能避免腰部後彎。從胸部到髖關節、大腿為止，確實讓身體前側舒服地伸展開吧！

Body & Mind 這裡會看出效果！

- B 伸展大腿的前側
- B 使髖關節、膝蓋關節變柔軟
- M 伸展肌肉好好放鬆

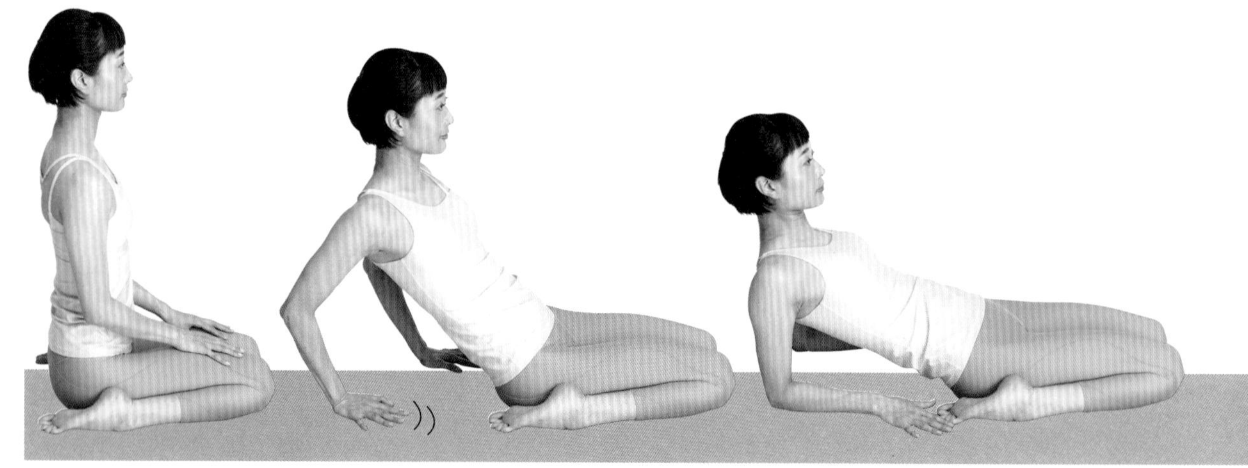

1 坐姿，腳尖打開，臀部貼地

呈正坐姿，臀部抬高再將腳尖打開，把臀部放在雙腳之間，貼地坐好。

2 雙手往後，手肘貼地

雙手於後方貼地，慢慢地移動同手肘貼地，支撐身體。

EASY

如何減輕腰部負擔？

腰部會嚴重後彎的人，可在腰部與地面之間墊抱枕或毯子。另外，也可以分別用單腳進行，這些方法都能減輕腰部負擔，避免不適。

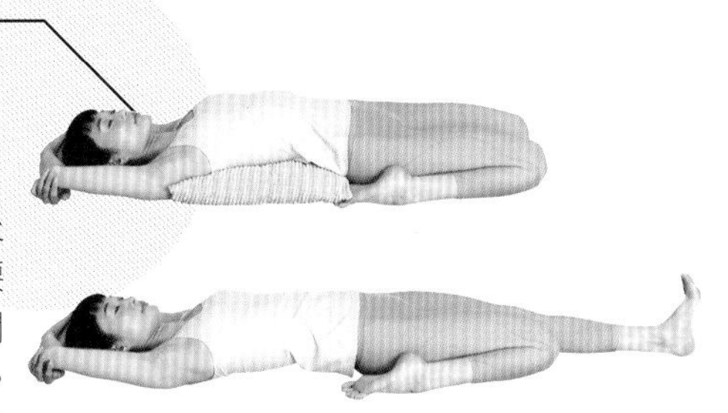

TRY

大腿前側僵硬的人，可改做變化版

從步驟 1 臀部貼地的坐姿開始，雙手於後方貼地，立起單腳。接著腰部抬高，感覺從髖關節至大腿被舒服地伸展開來。建議單側停留 30 秒。

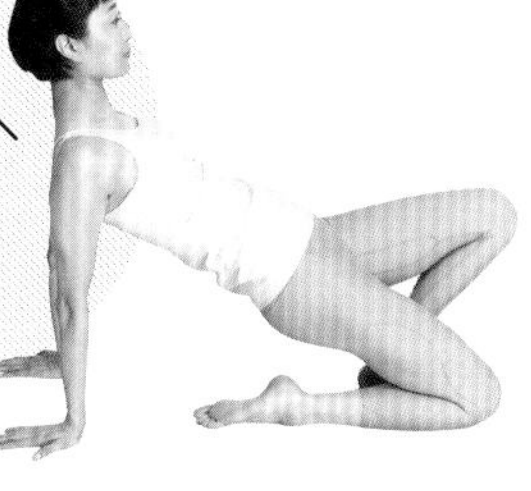

NG

嚴禁勉強做動作！若腰部用力後彎懸空，可能會造成疼痛甚至受傷，請特別留意。

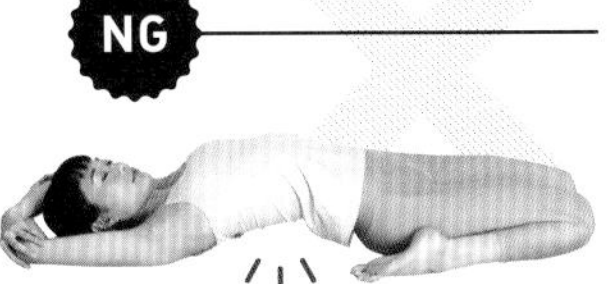

CHECK POINT 1

手肘推出去後，全身就會一口氣伸展開來

為了確實伸展身體前側，須將雙肘於頭頂一口氣推出去，維持動作。如此一來，肋骨周圍也會拉高，胸部就能舒服地被打開。

CHECK POINT 2

腹部往上提，避免腰部懸空

與腹部的動作連動之後，容易前傾再後彎的骨盆可藉此矯正角度，防止腰部懸空，還能使全身更進一步的被伸展開來。

這裡的肌肉最有感！

能讓膝蓋與髖關節變柔軟，同時伸展位於大腿前側的「股四頭肌」。然而，若腰部懸空或膝蓋離地，效果會減弱，請特別留意。

收下巴，閉上眼睛。

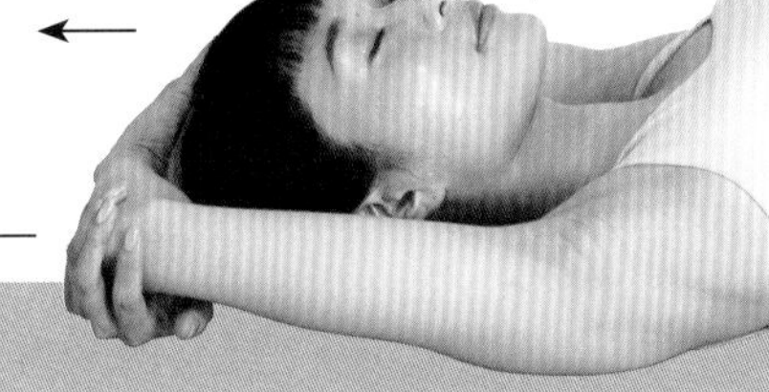

CHECK POINT 3

避免膝蓋過度離地，盡量保持筆直

勉強將膝蓋放下，會造成腰部懸空離地，因此請在能力範圍內，適度地伸展大腿及髖關節即可。

3 背部貼地，雙手交握置於頭頂上

上半身慢慢往下，慢慢地把背部貼地。待頭部貼地後抬高雙手，用雙手相互抓住對側手肘。保持腹部平坦以免腰部懸空，再將胸部往上提，手肘推出去，維持 30 秒。

POSE 28

掃 QR code

看示範影片

仰臥伸展式

Supta Padangusthasana

難易度

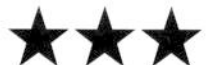

腳貼地後保持用力，背部和髖關節就能一口氣伸展開來

貼地的腳或腰部若離地，脊椎及髖關節的伸展效果就會減半，因此要特別留意。然而，也沒必要勉強伸展膝蓋或往上抬高，請以「CHECK POINT」為優先，好好維持動作即可。

Body & Mind 這裡會看出效果！

- B 使髖關節前後變柔軟
- B 強化腹肌、髖關節周圍的肌力
- M 藉由高負荷增加幹勁

CHECK POINT 1

先彎曲膝蓋，再將腳伸直，就能感受到脊椎及髖關節被伸展開來

此動作的祕訣，在於一開始就要抱著大腿，用力彎曲髖關節。若腳伸直再抬高，腰部會離地，就無法順利獲得伸展效果。

腳背勾起，腳踝彎曲。

1 手肘向外打開，抱住單腳膝蓋

呈仰臥姿，手掌朝下。單腳彎曲再用雙手抱著膝蓋。頭部往上抬起，再把手肘往外打開同時刻意打開背部。

2 單手勾著彎曲腳的大拇趾

用單手的大拇指至中指這 3 根手指，好好勾著單腳彎曲的大拇趾。另一隻手則放在伸直腳的大腿上。

EASY

不用抓著腳趾也 OK

單腳彎曲，用雙手抱著小腿肚後，直接將膝蓋伸直。不用勉強往上抬高，維持在舒服的地方即可。

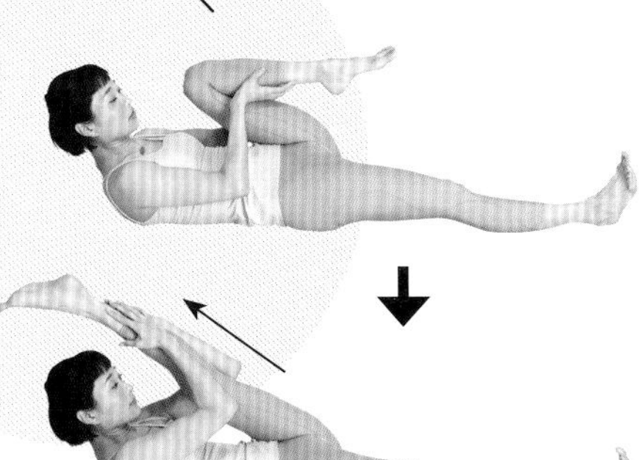

CHECK POINT 2

腋下夾緊，手肘往膝蓋後方靠近，頸部就能瞬間伸展開來

與手臂的動作連動之後，肩膀會往下，進而預防頸部縮起。而頸部與肩膀之間瞬間伸直的同時，能讓脊椎舒服的被伸展開來。

NG

肩膀縮在一起的話，頸部也會縮起來，造成脊椎無法舒服地伸展開來。

這裡的肌肉最有感！

藉由用力彎曲髖關節，能有效伸展位於大腿後側最容易僵硬的「大腿後側肌群」，以及大腿內側的「內收大肌」。

NG

若腳伸直後大腿再離地，會因為臀部被抬高而無法順利伸展開來。

腳踝彎曲，腳跟用力踩著地板。

就好像頭頂被拉扯一樣，充分把頸部伸展開來。

3 單腳伸直，靠近小腿和額頭

將彎曲的腳伸直，逐步靠近小腿和額頭。此時，要將手肘彎曲往膝蓋靠近，使伸直的腳進一步伸展開來。另一邊的腳，則是伸直後用力往地板壓，維持 15 秒。完成後換邊，以相同方式進行。

CHECK POINT 3

放在大腿上的手，請往地板方向壓下去

伸直的腳容易隨著抬高的腳而離地。因此，請在腳踝保持彈性和彎曲的情況下，維持用力往下壓的動作。

POSE 29

掃 QR code

看示範影片

排氣式

Pawanmuktasana

難易度

壓迫腹肌後內縮，深呼吸，將空氣送至腹部和背部

「排氣式」顧名思義就是內縮腹肌，同時壓迫內臟的瑜伽動作。若支撐頭部重量的頸部，感覺負荷很大時，請務必試試 TRY 的做法。

Body & Mind 這裡會看出效果！

- B 強化腹部肌群
- B 使脊椎和下半身變柔軟
- M 藉由高強度動作，增加幹勁

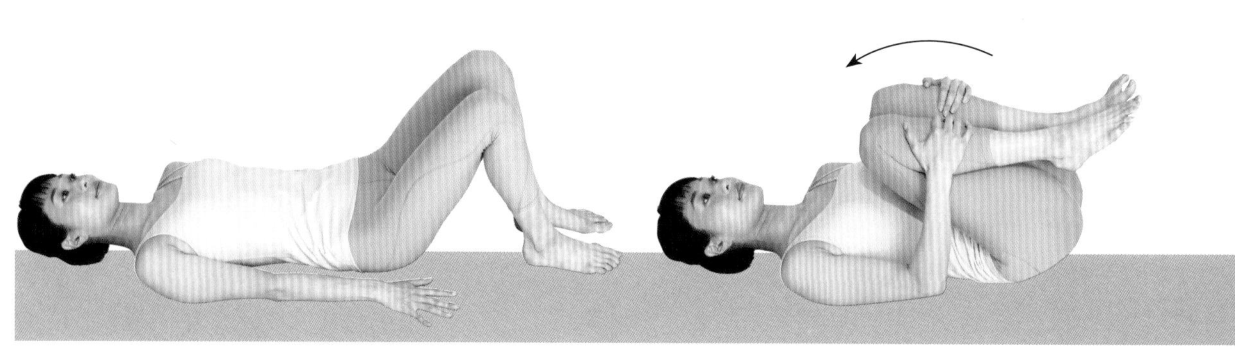

1 呈仰臥姿，立起雙膝

呈仰臥姿，手掌朝下放在身體兩側，手臂伸直，雙膝彎曲立起。

2 將彎曲的雙腳抬高，再用雙手環抱

腳彎曲後，依序將單腳往腹部帶過來，輕拉同時用雙手抱著，大腿靠近腹部。

站姿 坐姿 趴姿 後仰 反轉

NG

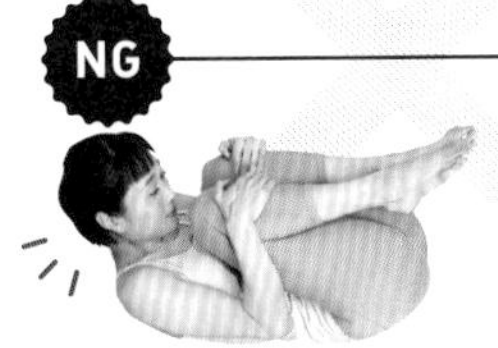

腋下夾太緊，會導致肩膀和頭部縮起，全身縮成一團，無法有效伸展開來。

EASY

可單腳彎曲，分開依序進行

推薦給雙腳同時彎曲後會覺得不舒服的人。單腳伸直後確實貼地，並留意頭部縮起來的情形，同時使肩膀往下壓。

TRY

頸部易感不舒服的人，適合的變化版

頭部離地後，維持此狀態左右搖晃慢慢地活動頭部。接著頭部往後倒再伸展頸部前側，強化頸部的肌力。

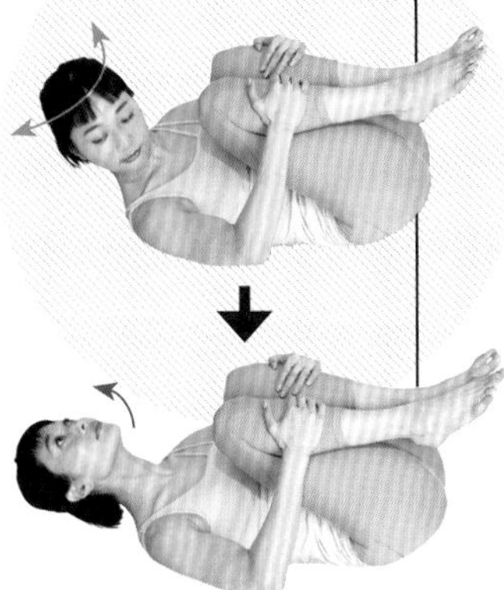

CHECK POINT 1

肩膀持續往下，頭頂往上拉，就能舒服地伸展開來

一面將肩膀往下朝著地板的方向，一面伸展頭頂，使兩者形成互拉的感覺。然而，隨著肩膀抬高的頭部，會使得頸部也跟著縮起來，因此要特別留意。

CHECK POINT 2

一邊壓迫內臟，一邊緊縮腹部

利用雙手的力量，將大腿往腹部壓，同時腹部也要刻意內縮，如同往地面壓一樣，如此一來效果會更好。

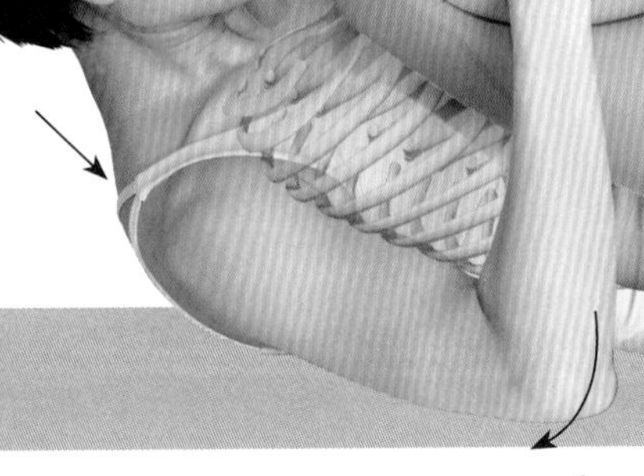

這裡的肌肉最有感！

用力彎曲下半身，壓迫腹部，同時將腹部內縮往地板壓下去，能強化軀幹部位用來支撐內臟的「腹部肌群」。

CHECK POINT 3

手肘向外打開，深呼吸，把背部充分擴展開來

肩胛骨與手肘的動作連動後，能向外打開，藉此能實際感受到背部擴展開來，進而幫助脊椎被舒服地伸展開來。

3 頭部抬高，順勢帶起上半身

一邊抬高頭部，一邊抬起上半身，雙手抱膝並打開雙肘，維持 10 秒。接著肩膀放下，一面感覺背部的伸展，一面深呼吸，感覺舒服地把空氣送到背部和腹部，進一步擴展開來。

POSE 30

掃 QR code

看示範影片

快樂嬰兒式

Ananda Balasana

難易度
★☆☆

用力彎曲髖關節，感受舒適的放鬆感

這是讓彎曲的雙腳與雙手互相拉扯，同時用力彎曲髖關節的瑜伽動作。然而，若腰部離地、骨盆前傾，就無法達到充分的伸展效果，因此重點在於要在背部確實伸展的狀態下進行。

Body & Mind 這裡會看出效果！

- B 提升髖關節的柔軟度
- B 強化髖關節周圍的肌力
- M 放鬆髖關節，獲得好心情

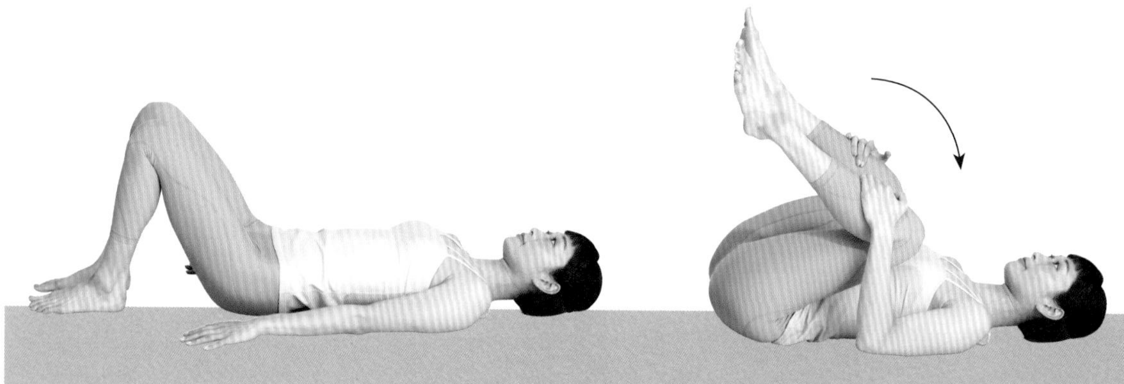

1 呈仰臥姿，再立起雙膝

手掌朝下置於身體兩側貼地，從仰臥的姿勢開始動作，再將雙膝彎曲後立起。

2 雙腳抬高，雙手抱著小腿

依序將單腳的膝蓋抬高，待雙腳都抬高後，用雙手抱著小腿，往腹部的方向輕拉。

CHECK POINT 1

須留意臀部離地後，腰部不能拱起懸空

若腰部懸空離地，髖關節就無法充分彎曲。因此，請在不勉強的範圍內，盡可能避免臀部離地。

CHECK POINT 2

膝蓋往地面靠近，並用力彎曲髖關節

雙手伸直再用力往下拉，使膝蓋往地面靠近。小腿與地面保持垂直，就能用力且有效的彎曲髖關節。

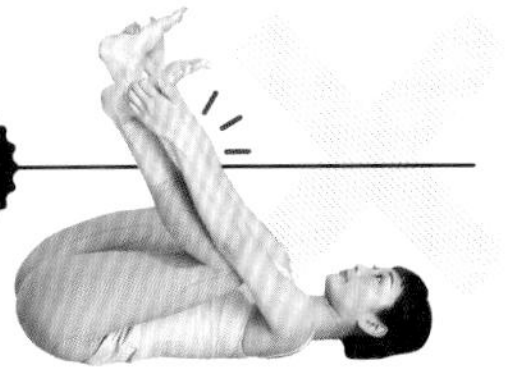

NG

若小腿沒有與地面呈垂直狀，便無法有效伸展到髖關節的位置。

CHECK POINT 3

肩膀往下後骨盆會跟著連動，進而伸展到脊椎

脊椎必須在伸展的狀態下，才能用力彎曲髖關節。肩膀往下，骨盆便會立起，防止背部拱起來。

這裡的肌肉最有感！

將髖關節彎曲至最大極限，能活化連結骨盆和脊椎的「髂腰肌」。此外，也能大幅伸展到臀部後側的「臀大肌」。

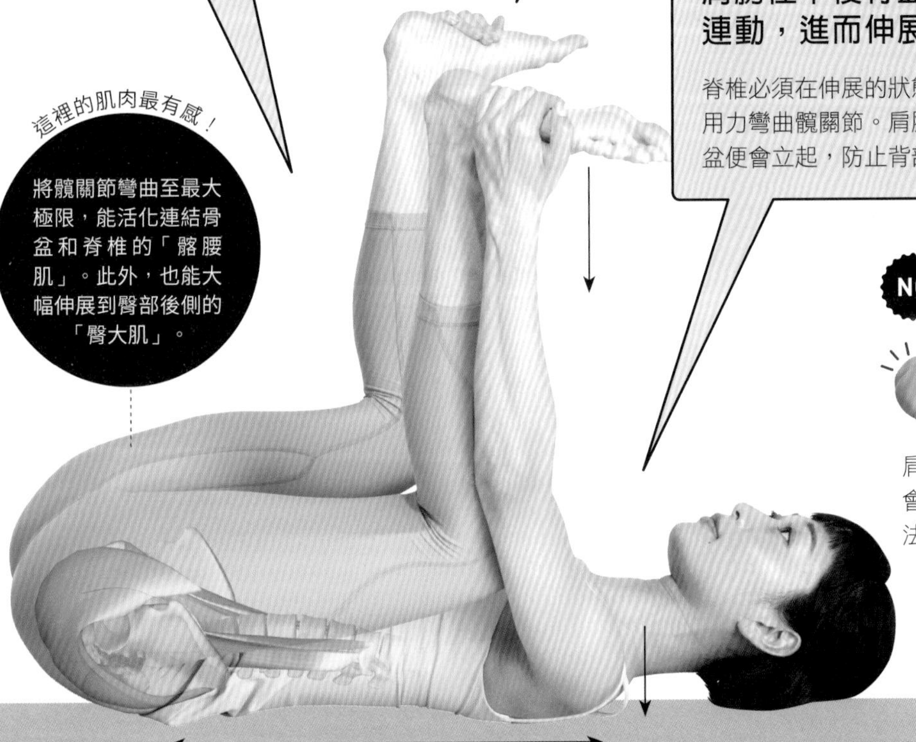

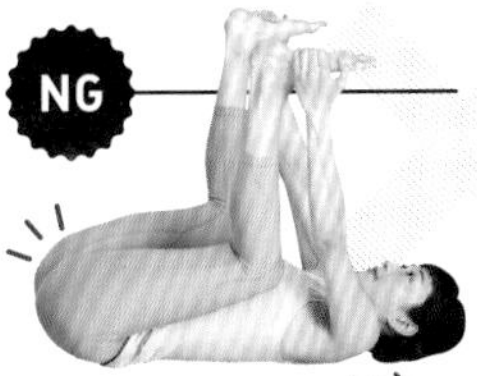

NG

肩膀縮起來的話骨盆會後傾，導致脊椎無法確實伸展開來。

EASY

抓著小腿保持垂直也 OK

若無法抓到腳掌的人，也可以抱著小腿維持動作。只要能將小腿垂直往下立，就能充分達到伸展效果。

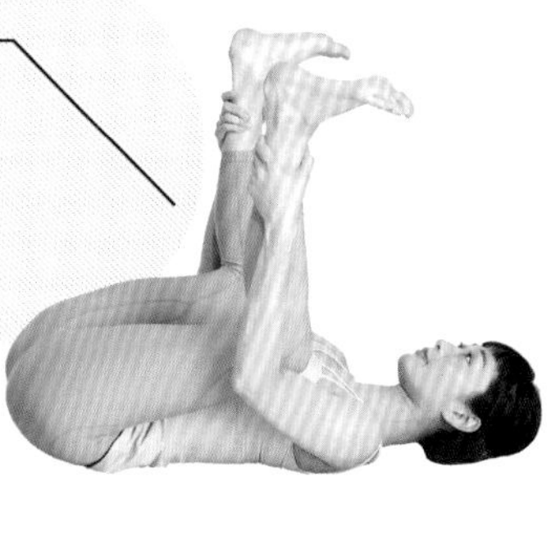

3 小腿與地面呈垂直狀，再拉腳

膝蓋稍微往外側打開，用雙手抓著雙腳的小趾側。小腿與地面呈垂直。用雙手拉著雙腳，再將膝蓋往地面靠近，維持 30 秒。

POSE 31

掃 QR code

看示範影片

橋式

Setu Bandhasana

難易度
★☆☆

胸部往上推，同時讓脊椎順暢後彎

此動作並非讓腰部後彎往上抬高，而是將肩胛骨靠攏，再讓胸部往上推起。不必靠臀部肌肉使力，就能將膝蓋和脊椎順暢地伸展開來，身體亦能輕鬆抬高，還能避免頸部縮起。

Body & Mind 這裡會看出效果！

- **B** 強化背肌
- **B** 伸展脊椎並提升柔軟度
- **M** 將胸部打開後會更有幹勁

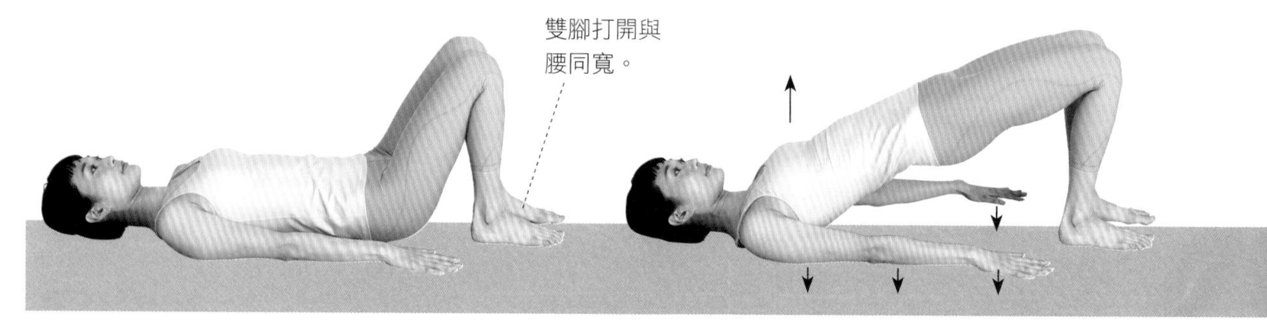

1 雙膝立起，雙腳打開與腰同寬

手掌朝下呈仰臥姿，雙膝彎曲，再將小腿立起與地面呈垂直狀。雙腳打開與腰同寬，大約 1 個拳頭寬。

2 用手壓著地板，再抬起身體

慢慢地抬高臀部，一邊用手壓著地板，一邊像是從胸部往上拉一樣，向上抬高。

NG

如果手肘用力伸展到後彎的程度，會造成負擔，請特別留意。

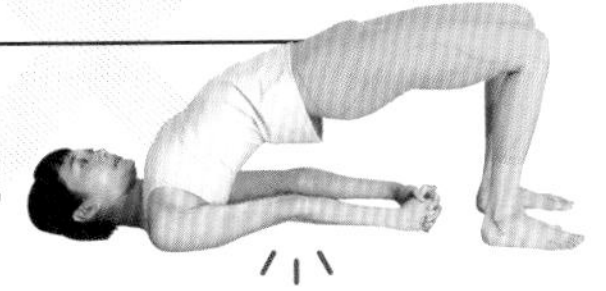

NG

腳尖過度外八的話，會過度使用到臀部的肌肉，造成腰部縮起來。

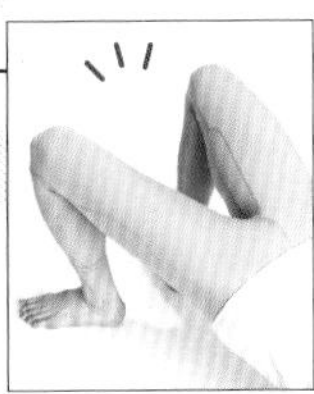

TRY

手肘用力推出去，伸展效果更好

雙手輕握，手肘彎曲後用力壓著地板，如此一來，由於手肘推出去後，肩胛骨會被打得更開，進而更能掌握到胸部被充分伸展的感覺。

CHECK POINT 2

利用膝蓋壓著地板的力量，使脊椎往上

試圖伸展膝蓋的同時，也要記得往地板方向垂直壓下去，切記，避免使用臀部肌肉，抬高身體。

這裡的肌肉最有感！

用手肘壓著地板，背部的「背闊肌」就能發揮作用，進而打開胸部。此外，停留伸展支撐身體動作時，還能強化大腿內側的「內收大肌」。

CHECK POINT 1

一邊靠攏肩胛骨，一邊用伸展手臂的力量，把胸部抬高

就像用肩膀支撐一樣，確實把肩胛骨靠攏在一起。胸部用力抬高，還能減輕對脊椎及頸部的負擔。

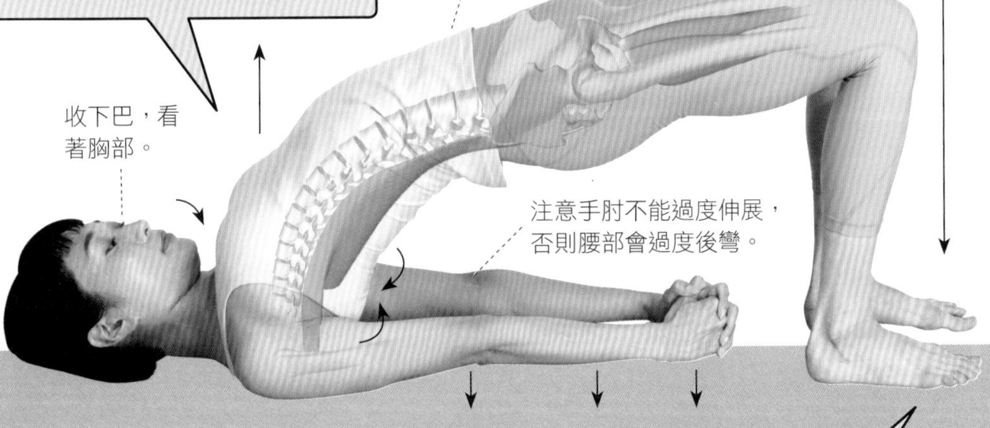

3 雙手交握，胸部向上打開停留

雙手於臀部下方交握，一面把肩胛骨靠攏，一面壓著地板。收下巴至能看見胸口的程度，膝蓋持續彎曲、持續往地板的方向施壓，脊椎往上提起，維持 30 秒。

CHECK POINT 3

雙腳打開呈平行或稍微內八，防止腰部過度後彎

雙腳向外打開呈平行，可使臀部肌肉發揮強力的作用，讓骨盆更順利的被往上推。切記，必須藉由平行或偏向內八的姿勢，骨盆才會保持垂直，避免腰部後彎。

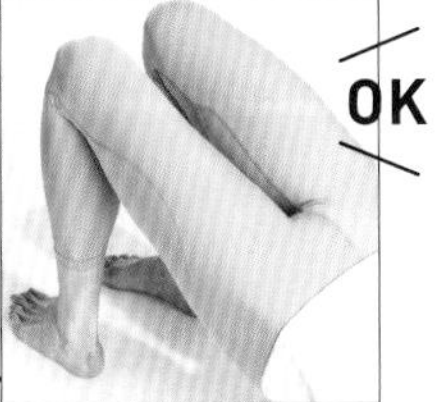

POSE 32

掃 QR code

看示範影片

反向棒式

Purvottanasana

難易度
★★☆

藉由胸部往上拉與雙腳伸展的方式，強化支撐力的動作

若試圖用手臂支撐身體，便無法達到此動作的伸展效果，請特別留意。請一邊維持胸部往上拉的動作，一邊藉由雙腳的伸展抬高身體，才能打造出一直線貫穿的穩固姿勢。

Body & Mind 這裡會看出效果！

- B 強化身體後側的肌肉
- B 打開胸部提升柔軟度
- M 維持穩固姿勢，強化專注力

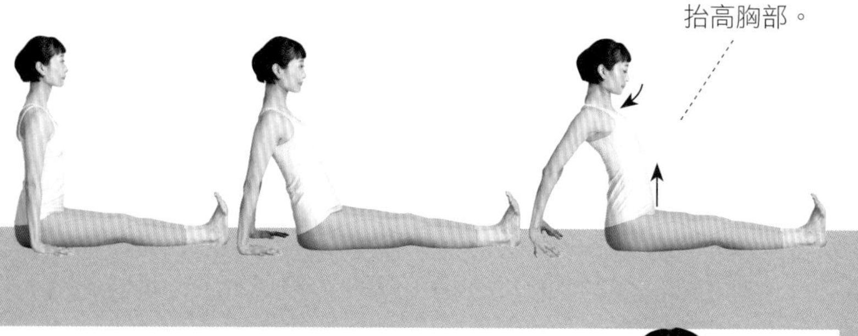

1 雙腳伸直，雙手向後貼地

雙腳伸直，以杖式（P.26）坐好，雙手往後方伸直，雙手手掌貼地。接著將手指立起後，一邊壓著地板一邊將骨盆立起，收下巴，胸部往上拉。

CHECK POINT 1

收下巴，視線看向胸口。從第一個動作開始，就要確實打開胸部

此動作最重要的，就是持續將胸部打開，並好好維持。因此，第一個步驟就要確實打開胸部，才能有效達到這個目標。

2 雙腳伸直，將臀部抬高

胸部打開後持續維持動作，雙手手掌貼地，邊將腳往遠方伸展，邊將臀部抬高。收下巴，胸部往上拉，在這個步驟也要特別留意，胸部是否確實持續打開。

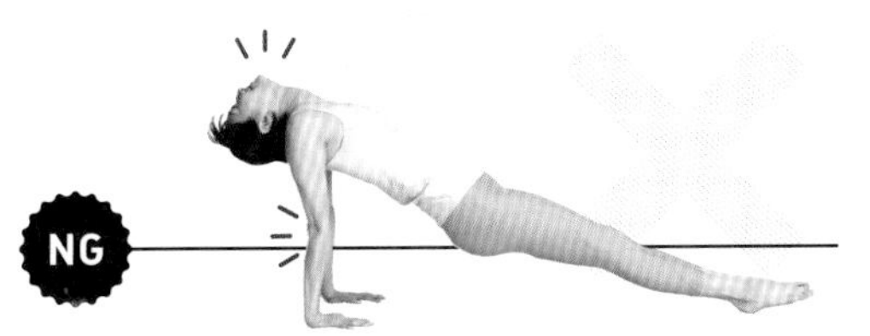

手肘沒有伸直，容易導致頸部縮起來，造成胸部無法確實打開，完全不會有伸展開來的感覺。

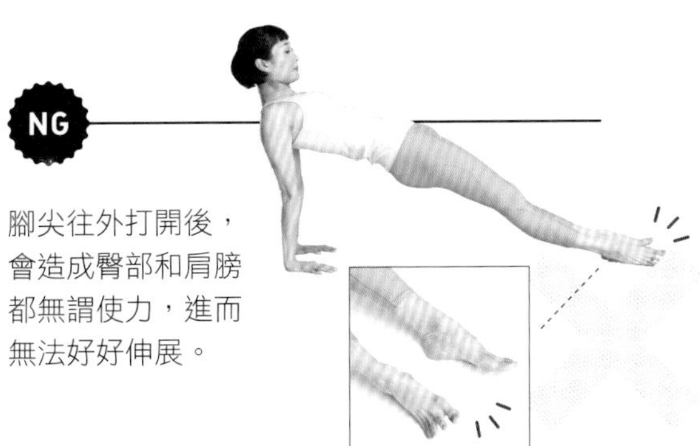

腳尖往外打開後，會造成臀部和肩膀都無謂使力，進而無法好好伸展。

CHECK POINT 2

使腹部變平坦，藉此動作拉高胸部

一邊抬高臀部，一邊收緊腹部。這個動作連動之後，胸部就能持續往上拉升，即可維持在正確動作上。

CHECK POINT 3

雙腳的大拇趾往下壓，想像伸展至遠處

用大拇趾壓著地板，就能感覺到雙腳內側的肌肉強力發揮作用。最重要的，並不是臀部用力抬高身體，而是要做出從雙腳開始伸展的動作。

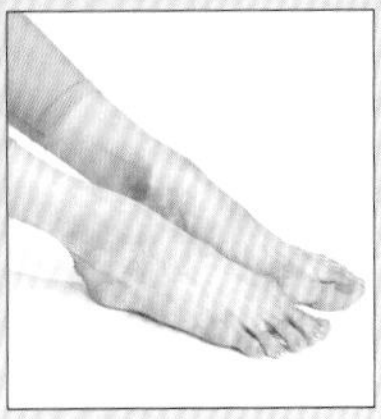

OK

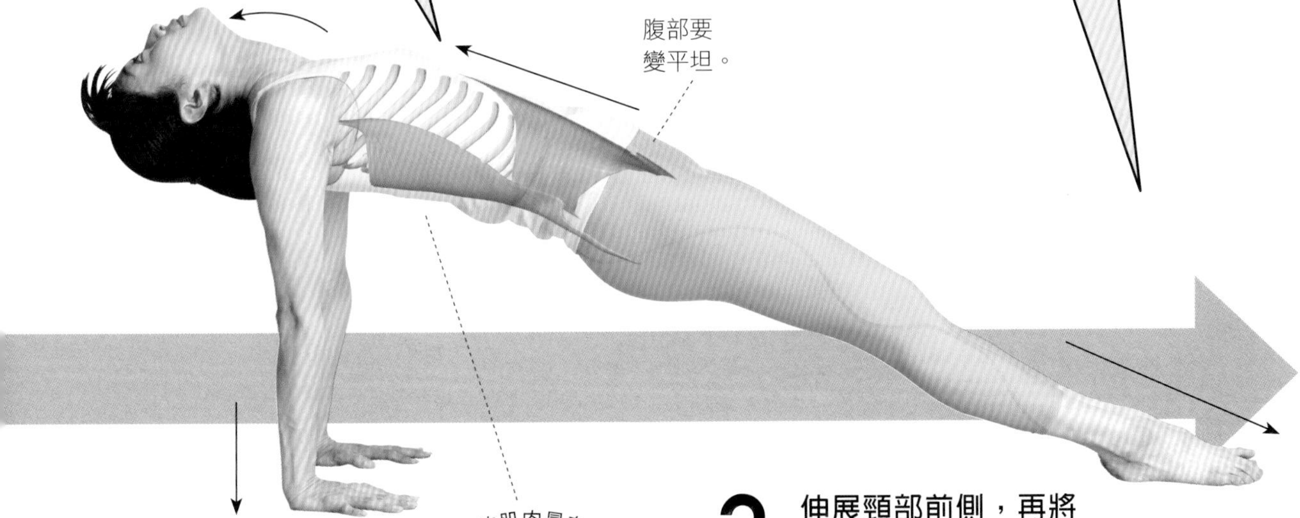

腹部要變平坦。

這裡的肌肉最有感！

背部的「闊背肌」等肌肉，會和像塑身衣一樣緊縮腹部的「腹橫肌」，一起發揮作用，且在伸展身體的同時，胸部也會持續打開。

3 伸展頸部前側，再將頭部向後倒下

做完步驟 2 還有餘力的人，可以繼續伸展頸部前側，將頭部往後倒下。一面將大拇趾壓著想像往遠方伸展，同時打開胸部，維持 10 秒。注意，舌頭請緊貼上顎以防頸部縮起來，並留意手肘不能伸直到後彎的程度。

POSE 33

掃 QR code

看示範影片

魚式

Matsyasana

難易度

腹部往上拉，胸部打開後，就能讓脊椎的弧度充分展現出來

這是持續保持脊椎的柔軟度，並大幅度後彎的動作，難度偏高。由於容易造成頸部負擔，因此頸部經常會疼痛的人，進行時請多加留意。

Body & Mind 這裡會看出效果！

- B 強化背肌
- B 伸展背脊並提升柔軟度
- M 做完後會感到暢快無比

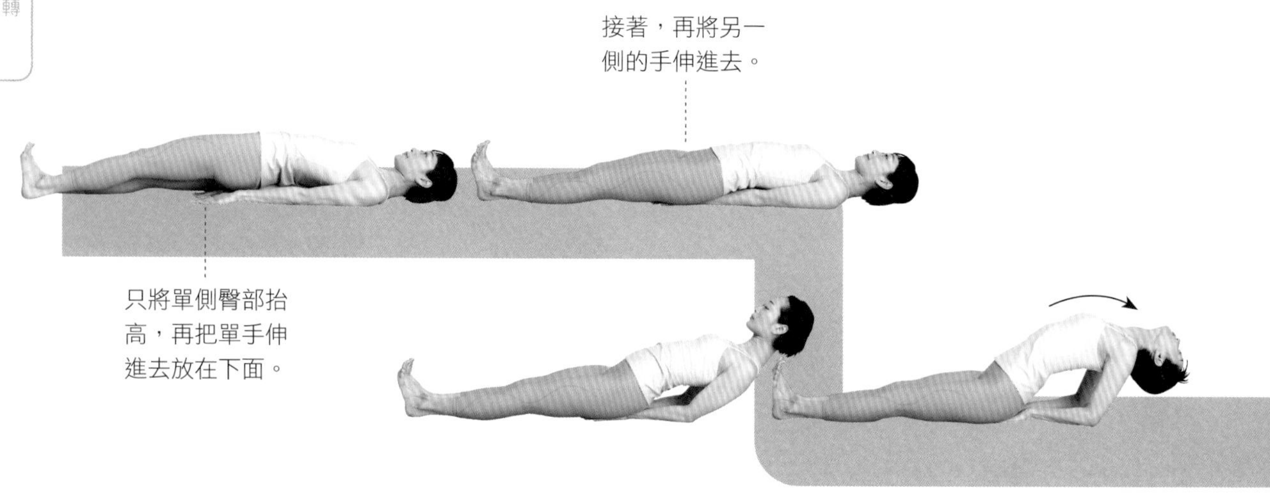

1 平躺，雙手緊貼在臀部下方

手掌朝下呈仰臥姿，腳踝稍微後彎，保持彈性。接著，逐一將單側臀部抬高，雙手依序伸進去後緊貼臀部。

2 以手肘的力量，抬高身體同時後彎

運用手肘抬高身體，充分打開胸部。同時，頸部前側後彎加以伸展，慢慢地將頭頂逐步貼地。

NG

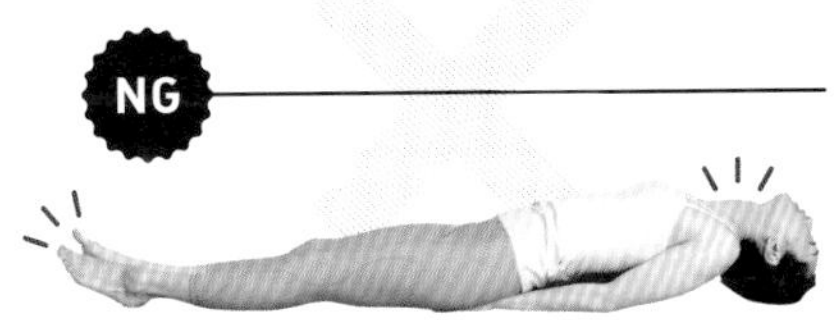

腳尖若放鬆，沒有勾起，只有頸部後彎的話，胸部就不會打開，脊椎也就無法有效伸展開來。

TRY

胸部能進一步打開的強力進階版

雙手往正上方抬高，放在臉部兩側，用手壓著地板，大幅度抬高胸部，停留在此位置，接著，雙手放在鼠蹊部，維持30秒。

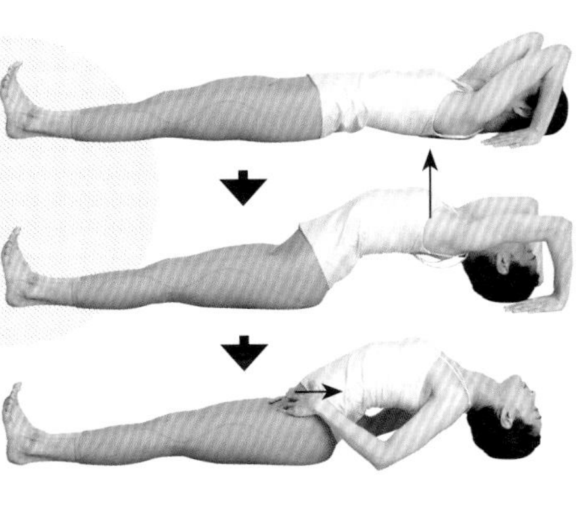

CHECK POINT 2

腹部往內緊縮後，胸部更容易拉高

將容易放鬆力氣的腹部往內緊縮後，在這個動作連動之下胸部會大幅度往上，變得更容易被打開。

這裡的肌肉最有感！

骨盆立起後將胸部大幅度打開，使整個脊椎柔軟地後彎，藉此強化沿著脊椎支撐動作的「豎脊肌」。

CHECK POINT 1

腳踝微彎，腳尖勾起，骨盆的傾斜會更穩定

腳的根部會因為腳踝後彎的動作而緊縮，藉此連動下，容易往後倒的骨盆，就能確實往上立起來。

3 頭頂貼地，持續感覺胸部被打開

頭頂貼地後，一邊用手肘支撐一邊持續確實打開胸部。腹部往內緊縮的同時，刻意讓呼吸進入胸部，維持30秒。

CHECK POINT 3

舌頭緊貼上顎，以防頸部縮起來

單靠舌頭的位置，就能使頸部前側的肌肉發揮作用。如此一來，不但能持續確實後彎，還能預防頸部後方縮起來所造成的不適感。

POSE 34

掃 QR code

看示範影片

弓式

Dhanurasana

難易度

一開始的步驟最重要！請先確實打開胸部，再反向抬起雙腳

身體不能後彎到腰部會縮起來的程度。請以打開胸部為最優先，如此一來身體自然能抬高，背部也會舒服地後彎。另外，也請留意不能使臀部的肌肉僵硬緊繃起來。

Body & Mind 這裡會看出效果！

- B 使脊椎後彎強化背肌
- B 提升髖關節的柔軟度
- M 增加幹勁、專注力

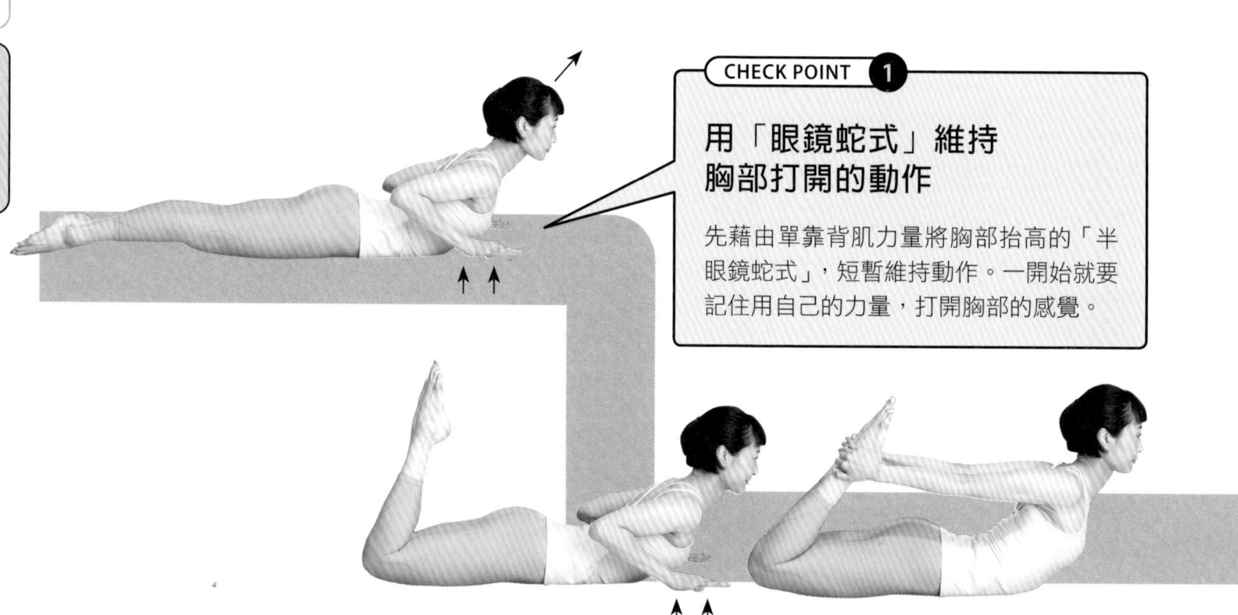

CHECK POINT 1

用「眼鏡蛇式」維持胸部打開的動作

先藉由單靠背肌力量將胸部抬高的「半眼鏡蛇式」，短暫維持動作。一開始就要記住用自己的力量，打開胸部的感覺。

1 呈俯臥姿，雙手離地，再將胸部打開

呈俯臥姿，雙手重疊後放在額頭下方，雙腳併攏後伸直。接著，有如頭頂被拉扯般抬高臉部，雙手手掌置於胸部兩側貼地，最後手暫時離地，以「半眼鏡蛇式」停留。

2 彎曲膝蓋，雙手抓住腳踝

雙手繼續抬高，腳尖伸直，膝蓋彎曲 90 度左右，接著雙手手臂往後伸直，再抓住雙腳腳踝。

EASY

抓著腳尖也 OK

此動作目標是為了將胸部打開，因此不必勉強後彎到腰部縮起的程度。另外，也要留意臀部肌肉不能過於僵硬。

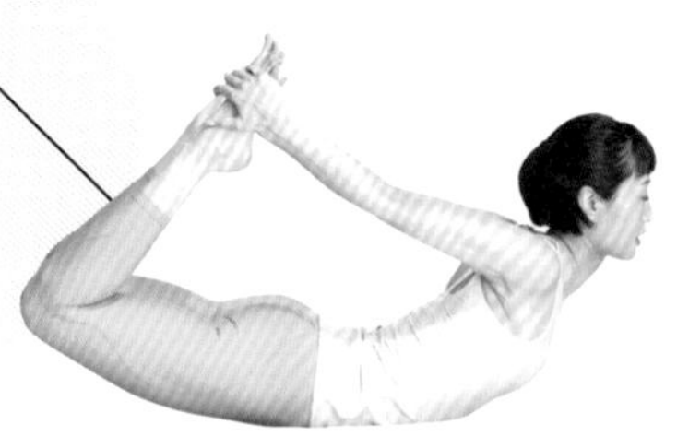

NG

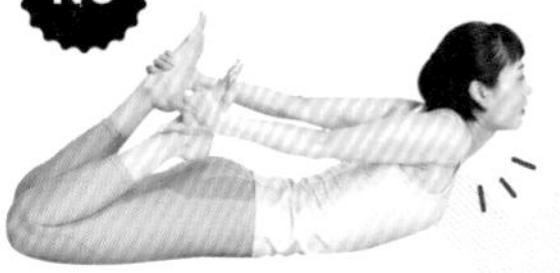

在胸部沒有打開的狀態下，勉強抬高身體，會導致肩膀及頸部縮起，進而造成不適。

CHECK POINT 2

腳踝先彎曲，膝蓋再打直，把身體抬高

腳踝呈彎曲狀，再依序將腳尖、膝蓋伸直。如同用手臂拉扯般，抬高上半身，讓胸部被自然地打開。

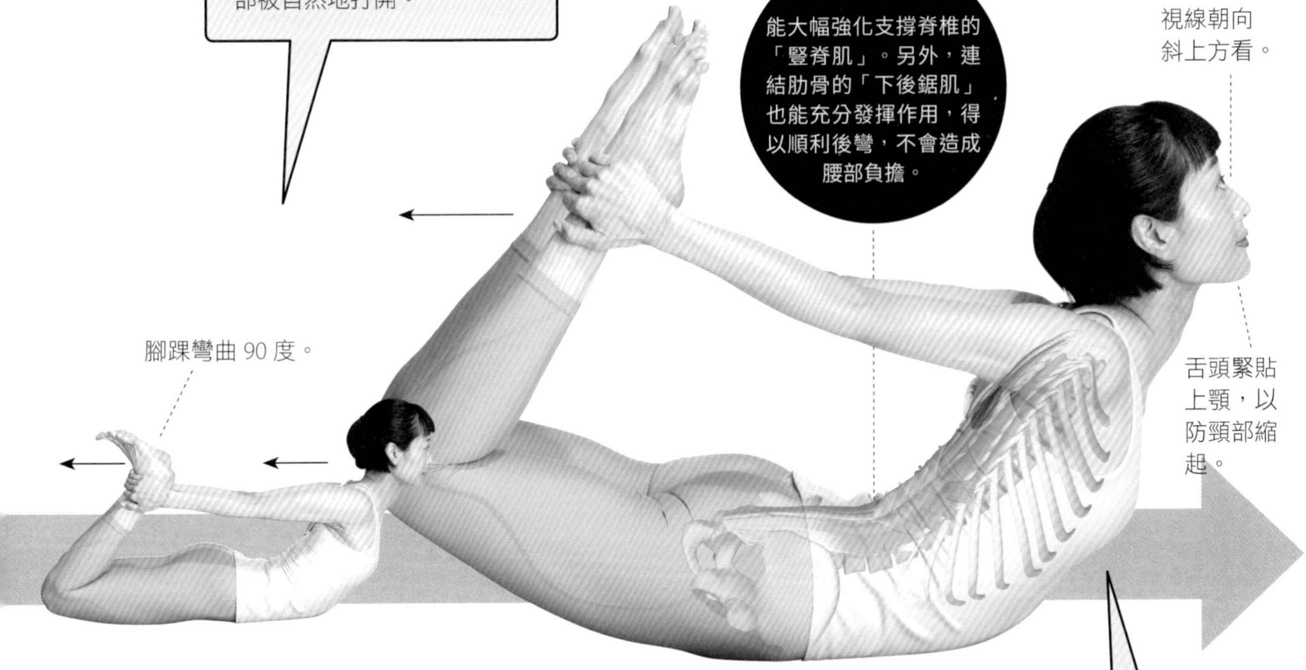

這裡的肌肉最有感！

能大幅強化支撐脊椎的「豎脊肌」。另外，連結肋骨的「下後鋸肌」也能充分發揮作用，得以順利後彎，不會造成腰部負擔。

視線朝向斜上方看。

腳踝彎曲 90 度。

舌頭緊貼上顎，以防頸部縮起。

3 雙手拉著雙腳，充分打開胸部

先讓腳踝保持彈性，再將彎曲的膝蓋伸直，小腿往後推出去。如同被腳拉扯般，打開胸部後腳尖伸直，大腿也要離地，維持 10 秒。吸氣，持續將胸部打開，吐氣後放鬆，避免出力。

CHECK POINT 3

利用手臂的拉扯使肩膀往下後，胸部自然就能抬高

聳肩的話會導致頸部及背部緊縮。而隨著手臂的拉扯能讓肩膀往下擺，胸部就會順勢打開且能伸展到全身。同時，藉由腹部內縮的動作，還能進一步抬高胸部，達到更好的伸展效果。

站姿
坐姿
趴姿
後仰
反轉

POSE 35

掃 QR code

看示範影片

輪式

Urdhva Dhanurasana

後彎　反轉

難易度 ★★★

雙腳距離縮小，雙手朝外，身體就能抬得更高

此動作的重點在於如何平衡運用手腳。雙腳距離縮小後，膝蓋會變得不容易打開，進而使得雙腳更容易伸直，再搭配雙手往外推出去之後，更能感覺到身體可以向上抬得更高。

Body & Mind 這裡會看出效果！

- B 脊椎後彎使脊椎變柔軟
- B 強化身體後側的肌肉
- M 增加幹勁、專注力

CHECK POINT 1

手指朝外，腋下才容易夾緊

腋下夾緊後，在肩胛骨的作用下脊椎得以有效伸展，以防頸部縮起來。另外，請留意手指要持續朝外，手肘不能向外打開。

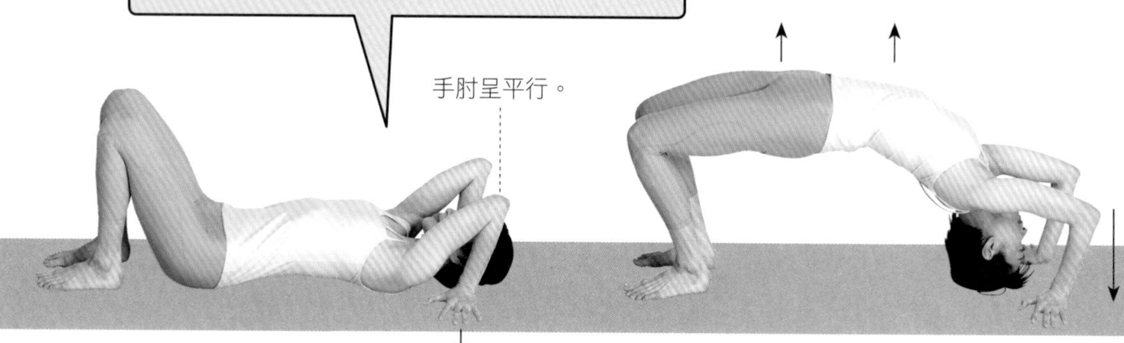

1 呈仰臥姿，膝蓋立起，雙手放在耳朵的兩側

從仰臥的姿勢開始，立起膝蓋，將雙腳以間隔約 1 個拳頭寬的腰寬，平行打開。接著，手肘彎曲後將抬高手臂，雙手指尖朝外打開放在耳朵的兩旁。

2 雙手用力往下推，頭頂貼地

持續夾緊腋下，同時雙手壓著地板，施力後將身體抬高，頭頂暫時貼地。

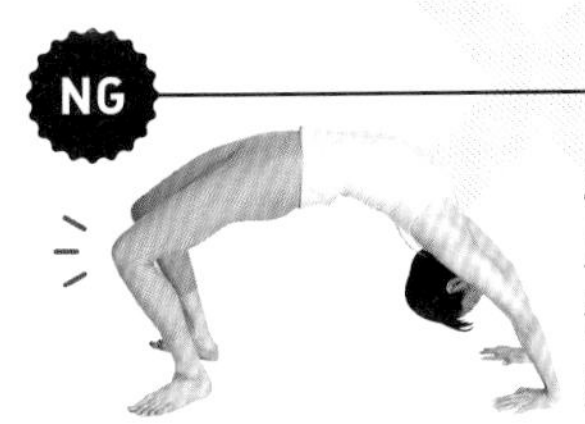

膝蓋和雙腳打太開，且腋下沒有夾緊，手臂就沒有辦法完全撐起，用力推出去。

CHECK POINT 3

用手確實壓著地板，胸部就會充分打開來

因為手的動作會連著手臂的根部，一起被推出去，同時使肩胛骨被抬高。在此運作下，腋下確實夾緊，能幫助胸部進一步被打開，進而使周邊的脊椎（胸椎）延展得更好。

CHECK POINT 2

腳尖呈平行或稍微內八，以防脊椎縮起來

腳尖若外八，會使得臀部的臀大肌白費力氣，雙腳也容易向外打太開，造成動作不穩定。此外，脊椎也無法被舒服地伸展開來，請特別留意！

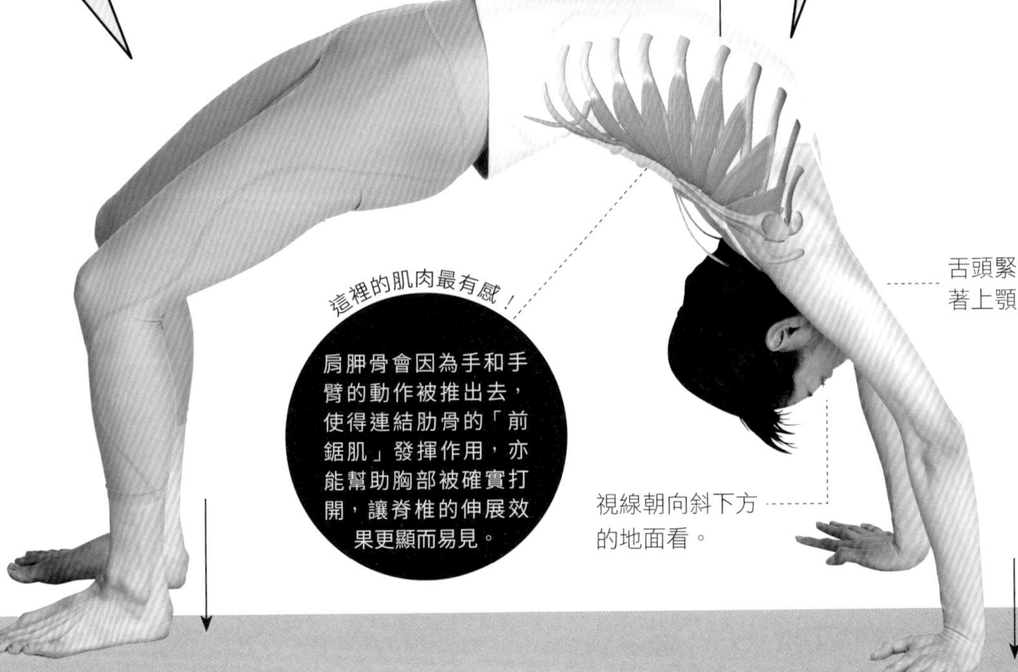

這裡的肌肉最有感！

肩胛骨會因為手和手臂的動作被推出去，使得連結肋骨的「前鋸肌」發揮作用，亦能幫助胸部被確實打開，讓脊椎的伸展效果更顯而易見。

舌頭緊貼著上顎。

視線朝向斜下方的地面看。

3 雙手雙腳持續更用力，進一步抬高身體

用手確實壓著地板，同時用雙腳和雙臂的力量，持續抬高。接著，視線朝向斜下方的地面看，伸展頸部的前側，讓胸部進一步打開，維持 10 秒。

TRY

若覺得還有餘裕，可以把雙腳膝蓋打直

這是最終希望大家能達到的動作。此強度更強，重心會往頭部方向移動，腋下也會被伸展得更開，進而使胸部被徹底地用力打開。

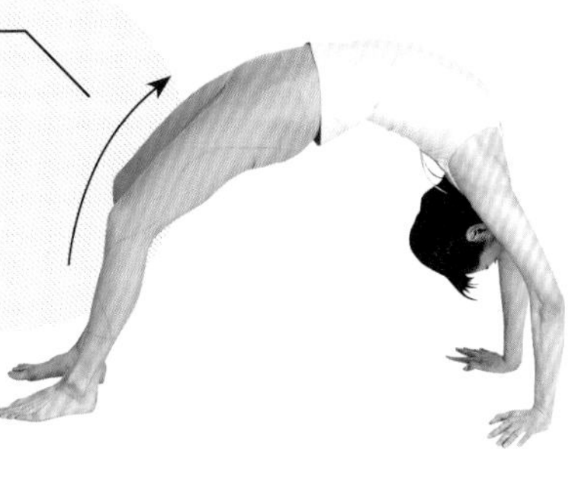

POSE 36

掃 QR code

看示範影片

犁式

Halasana

難易度 ★★☆

透過肩胛骨靠攏的動作，守護脊椎同時維持動作

犁式是讓身體上下反轉，伸展脊椎的瑜伽動作。最關鍵的重點，是要將肩胛骨靠攏同時用手壓著地板的動作。須留意不能造成頸部疼痛，而是要感覺舒服地伸展開來。

Body & Mind 這裡會看出效果！

- B 和緩地伸展全身神經
- B 伸展背部好好放鬆
- M 藉由強一點的刺激，增加專注力

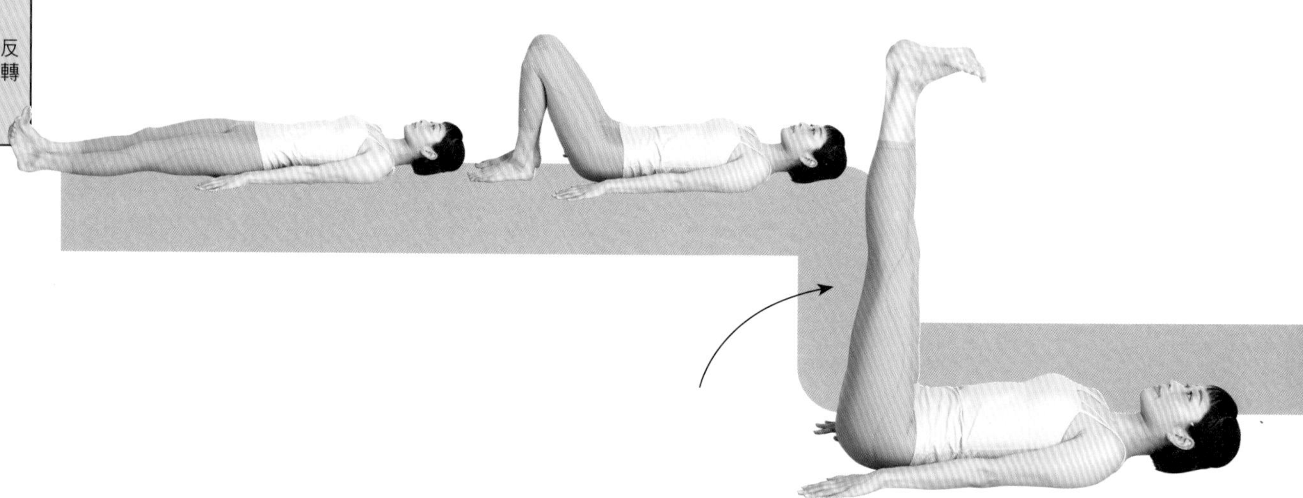

1 呈仰臥姿，立起雙膝

呈仰臥的姿勢後，雙手的手掌朝下，置於身體兩側貼地。接著彎曲雙腳，將膝蓋立起。

2 雙腳向上伸直，與地面呈垂直

依序把單腳向上伸直，與地面呈垂直狀，再把雙腳併攏。

EASY

視柔軟度，盡可能抬高雙腳即可

雙腳抬高至做得到地步即可，接著撐著腰部，停留於此。若是身體僵硬很難維持動作的人，可以不用抬高臀部，只彎曲膝蓋並抬高雙腳，也能看出效果。

TRY

覺得還可以的人，可以把腳背伸直點地

相對於伸展腳跟和腳的側邊，如果伸直腳背的話，頸部後方會進一步用力伸展開來。只是絕對不能勉強為之，以免造成頸部疼痛。

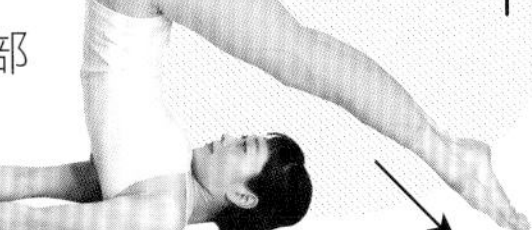

CHECK POINT 1

肩胛骨用力靠攏後往地板壓，使脊椎自然伸展

雙手交握，肩膀靠攏，肩胛骨就能用力朝內夾緊。接著往地板壓脊椎，自然就能往上抬高，進一步伸展開來。

CHECK POINT 2

腳踝彎曲後，腳就能從頭部開始，有效地被伸展開來

彎曲腳踝並保持彈性，此時，連結頭部、脊椎、雙腳的神經，會被伸展至最大極限。然而，切記要在舒服的感覺下進行動作，千萬不要勉強為之。

CHECK POINT 3

下巴貼胸、頭部不動，保持自然呼吸

下巴往胸部靠近後，頸部的後方就會被進一步伸展開。只是絕對不能勉強為之，進行動作的期間須留意頸部不能移動，避免受傷。

這裡的肌肉最有感！

壓著地板的時候，在肩膀頂端連結鎖骨與肩胛骨的「三角肌」就會發揮作用。此外，肩胛骨往下伸展頸部時，背部「斜方肌」的下方部位也會發揮作用。

3 一邊用手壓著地板，一邊將雙腳抬高

膝蓋保持伸直的狀態，雙手手掌用力壓著地板，運用腹部的力量慢慢地抬高臀部，再將腳貼地於頭部上方。最後，雙手交握，雙肩靠攏，同時讓脊椎離地，腳跟推出去，維持 30 秒。

POSE 37

掃 QR code

看示範影片

肩立式

Sarvngasana

難易度 ★★★

雙手擺放的位置不同及使用方式，能使支撐身體變得更加輕鬆

以反轉動作支撐身體的祕訣，在於雙手的位置及使用方式。不能全靠蠻力，而要靠雙臂打好根基維持動作。但無論如何，仍嚴禁過度勉強，以免造成頸部疼痛。

Body & Mind 這裡會看出效果！

- B 讓身體反轉促進血液循環
- B 將脊椎抬高強化背肌
- M 持續提升專注力好好放鬆

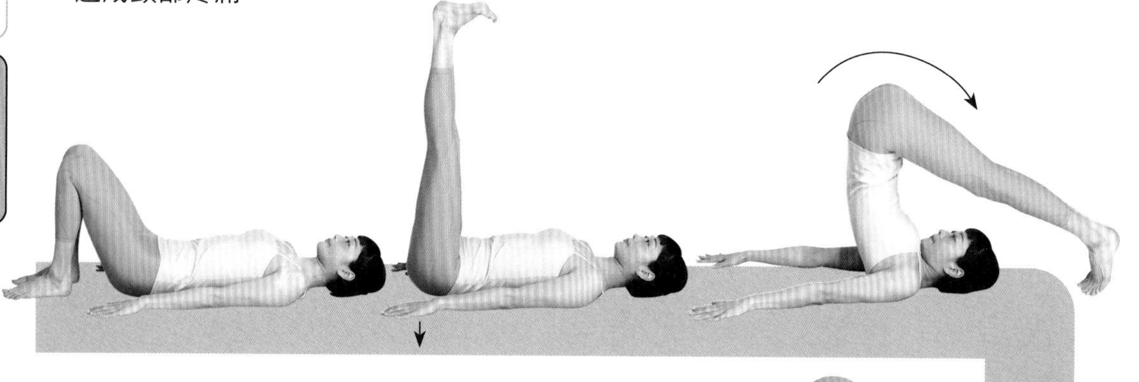

1 雙腳伸直後，往頭部上方向後抬高

呈仰臥姿，手掌朝下置於身體兩側，立起雙膝。依序抬高雙腳，雙腳垂直伸展後，雙手壓著地板同時抬高臀部，讓雙腳於頭部後方貼地。

CHECK POINT 1

雙手壓著地板時，搖晃一下臀部，讓肩膀進一步確實靠攏

肩胛骨靠攏後，除了往上移動脊椎更容易伸展之外，其次手臂於內側靠攏後，也更容易維持動作的穩定性。

2 雙手交握，肩胛骨相互靠攏

雙手於背後交握，再用力往地板壓，同時腳尖持續貼地。臀部輕輕地左右搖晃，使肩胛骨靠得更攏。

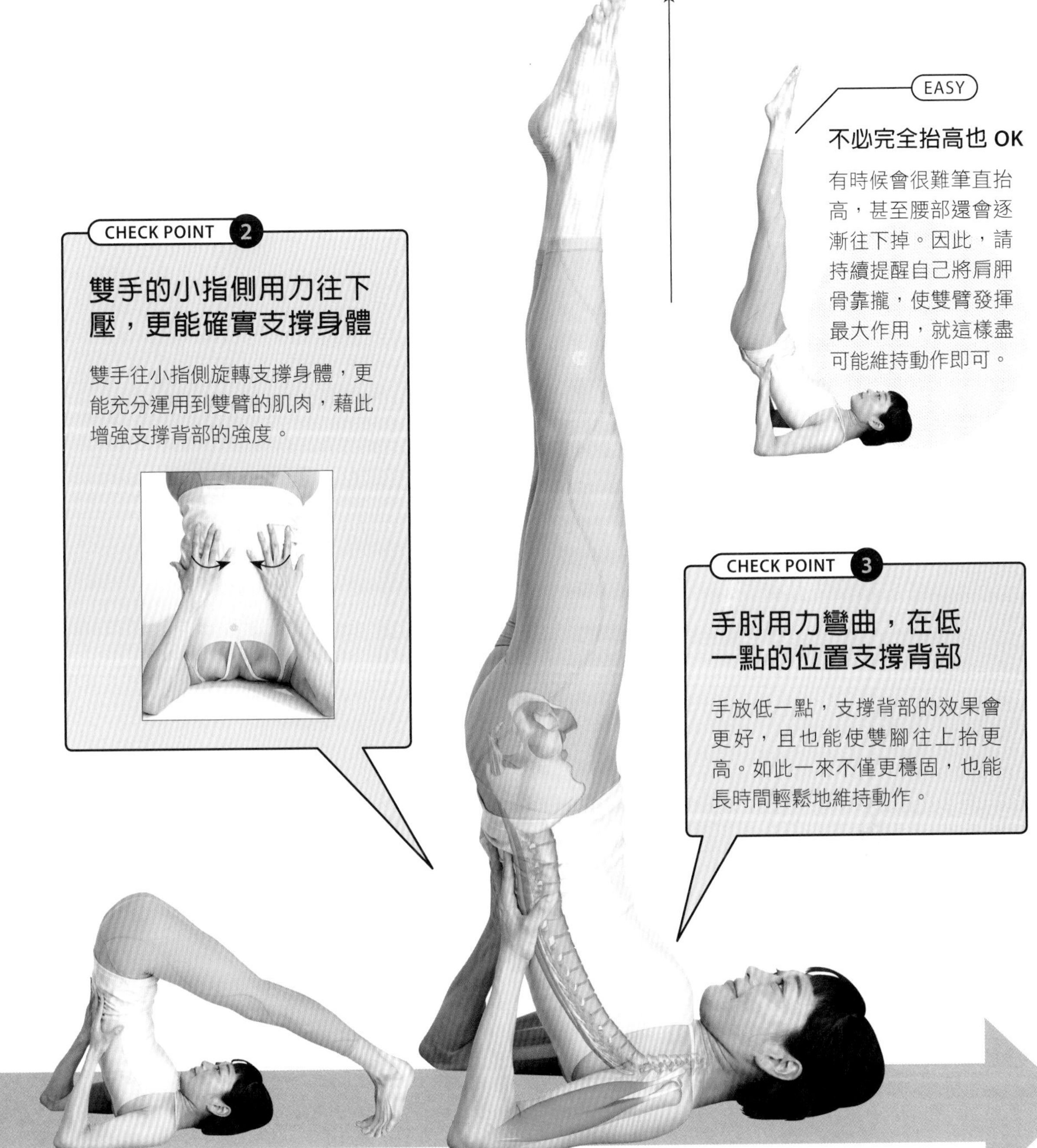

3 雙手支撐背部，再把雙腳向上伸直

手肘盡量用力彎曲，用手掌的力量，在背部盡可能靠近肩膀，加以支撐。接著雙腳往上抬高，筆直地伸展身體直到腳尖的部位，維持 30 秒。

Meditation
COLUMN
冥想小知識 ❸

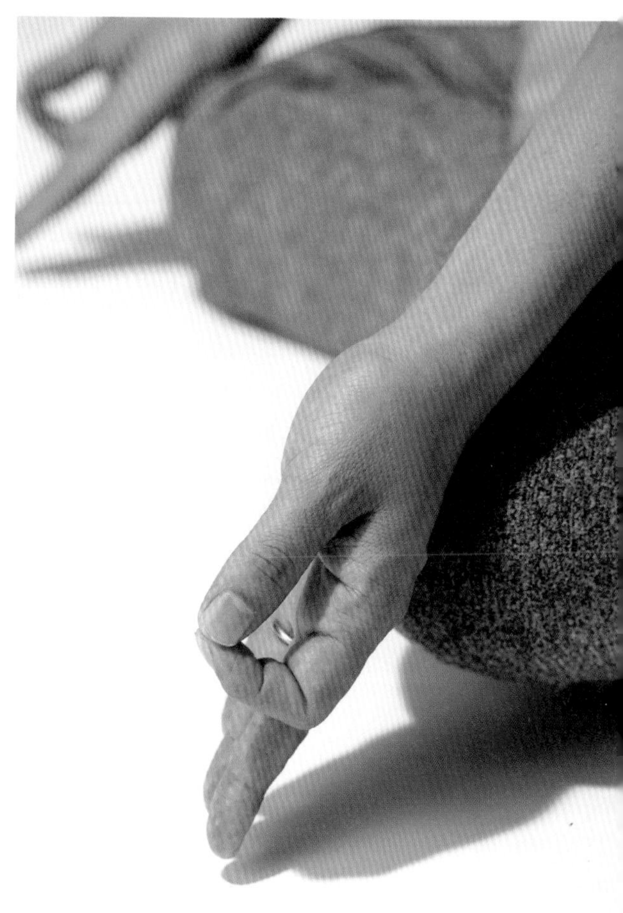

冥想除了能讓大腦運作平靜下來之外，事實上在另一方面也算是「大腦訓練」的一種技巧，可提升並活化大腦的認知功能。在此要針對「專注力」這個關鍵字，為大家說明如何透過冥想獲得這方面的效果。

最具代表性的冥想就是「禪定」，也稱作「專注冥想」。特徵是專注於視覺及聽覺等「五感」。最熟悉的做法，有從鼻子或腹部進出的呼吸、聽音樂、唸經等。甚至坐著將手放在膝蓋上，專注感受手中的溫度，也是常見技巧之一。

此外，還有另一種「觀察冥想」，亦稱作「內觀」，而「正念冥想」也是屬於這一類的冥想。除了有將注意力放在腳底各種感覺上的「步行冥想」之外，就連飲食、沐浴、刷牙等日常行為，以及個人的欲望、偏見這類想法，也都能成為冥想的對象。目標是為了透過這些對象以「正念」的方式專注於身心的變化，營造大腦一片空白的狀態。藉由這些行為，情緒便不會隨意起伏，因此就某種意義來說，冥想能使人活得更快樂。

只不過這些純屬於我個人的意見，人既然活著，就應該樂觀看待喜怒哀樂，好好享受其中。冥想確實具有各式各樣的效果，但是或許還是不要過度期待，認為冥想是神聖高貴的存在、冥想過後未來只會更幸福。

與此相對，透過 P.12 介紹給大家關於瑜伽的所有做法，或許能更全面的使人擁有正向改變的力量。肩膀手肘不要張開，閉上眼睛讓過度專注於外的內心休息片刻，試著將觀察自己內在的時間，融入日常生活中吧！

“透過「專注力」的正念冥想技巧，使大腦更加靈活運作”

PART

05

YOGA TEXTBOOK

用運動學知識，解答瑜伽與身體關係的 Q&A

QUESTION & ANSWER

Q. 如何確認「骨盆」的位置？

A. 用手觸摸就能確認每一個部位。

連結著上半身與下半身的骨盆，是保持姿勢平衡不可或缺的部位。仔細確認每一個部位的位置，才能使瑜伽動作更加穩定。

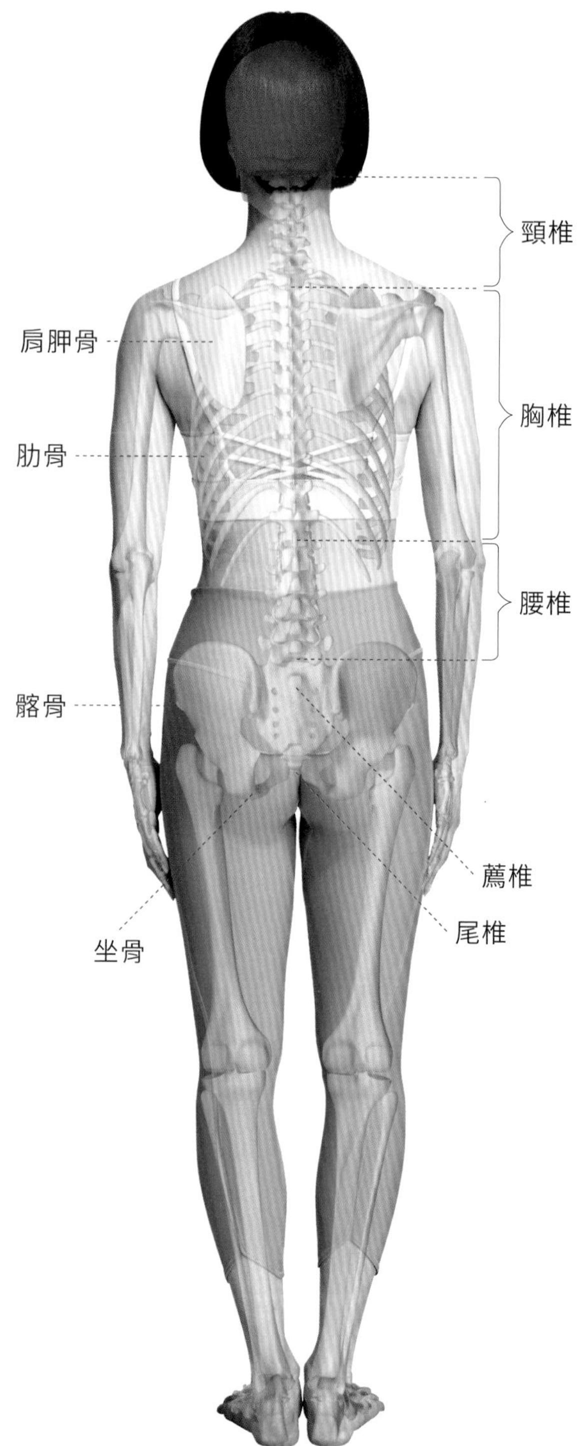

脊椎由頸部的「頸椎」、胸部的「胸椎」、腰部的「腰椎」所組成，並依靠骨盆加以支撐。在這當中，胸椎會和保護內臟的肋骨相連結，屬於最難活動的部位。反觀十分強健的腰椎，則是很容易簡單活動到的部位。

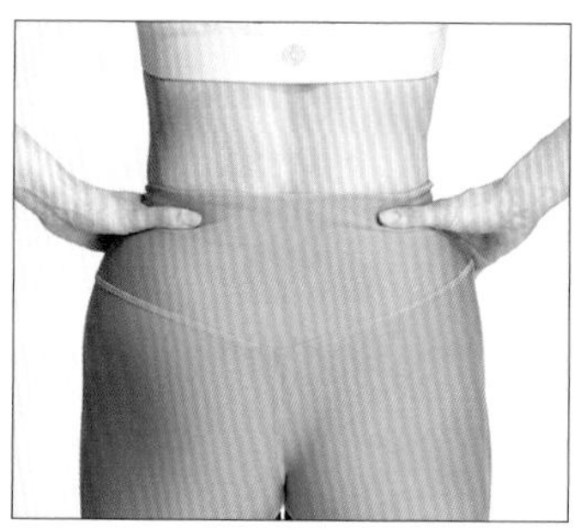

髂骨

遍布在骨盆左右呈扇形的骨頭，低腰褲就是靠這個凸出的骨頭撐住。一聽到「骨盆要保持水平」時，可將雙手放在這個地方，就能檢查左右是否傾斜。

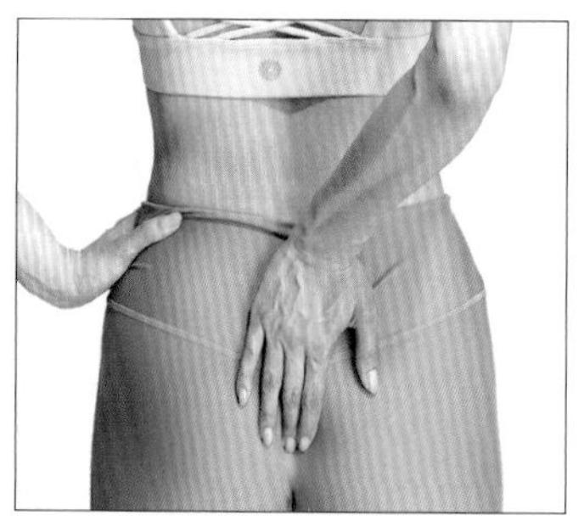

薦椎

位於骨盆中央，從下方支撐脊椎，逆三角形的骨頭。大小正好和手掌一樣，位在手往下後相當於腰椎下方的地方。

Q. 不太清楚「坐骨」在什麼地方？

A. 相當於能讓臀部前後移動的部位。

在骨盆下端，位於臀部高度凸出來的骨頭。呈坐姿時經常聽到「坐骨左右平均緊貼地面」，如此才能保持動作的穩定而不會左右傾斜。

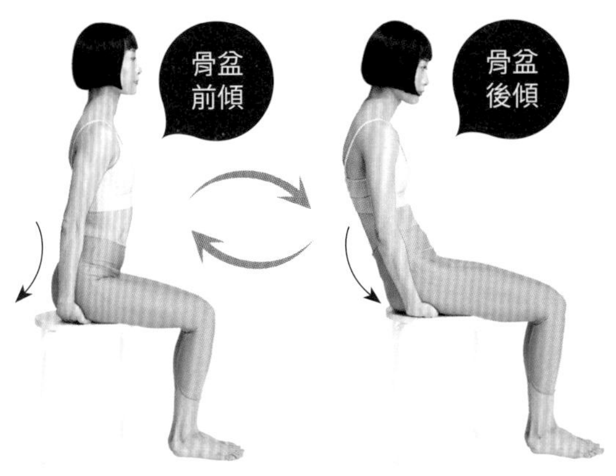

坐在椅子上，雙手放在臀部與椅子之間時，手會碰到的骨頭，就是坐骨。很難掌握時，可將骨盆前、後傾，找找看。

Q. 如何找出「尾椎」的位置？

A. 手指沿著臀部中間摸，會勾住的部分。

尾椎在薦椎的下面，脊椎末端的部分。相傳是在進化的過程中退化的「尾巴」。將手指放在肛門一帶，沿著臀部之間向上撫摸時，就會感覺到尾椎會凸起來。透過瑜伽，將骨盆往前頂出去的時候，常會用「將尾椎往前推進去」這句話來描述。

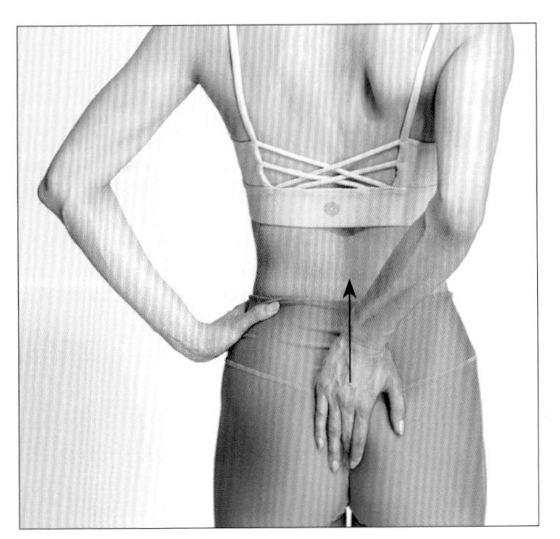

Q. 如何確實「緊縮大腿內側」？

A. 就是當雙腳往內靠時的施力狀態。

當施力時，位於大腿內側的「內收肌群」會發揮作用，進而使大腿內側緊縮起來。站著將單腳筆直地往內靠時，也會是施力的狀態。

Q. 如何確認「骨盆」處於正確的角度？

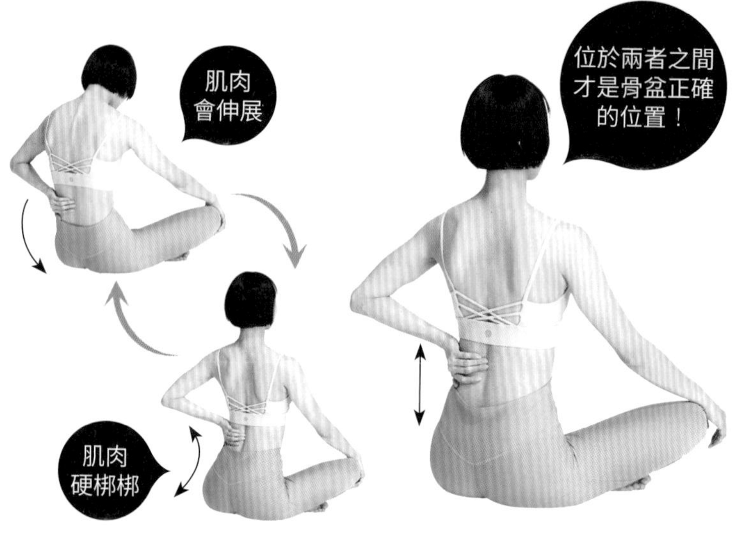

將指尖放在腰線後方，確認一下背部拱起後脊椎凸出來的感覺。其次將背部後彎，如此一來脊椎會往前，同時兩側肌肉會變硬。位於兩者之間，肌肉的力量會完全放鬆的地方，就是骨盆最理想的角度。

A. 讓骨盆往前、往後，脊椎旁邊的肌肉就會鬆弛下來的地方。

當骨骼位於正確位置時，肌肉即便用最少力量，也能支撐身體。可一邊前後傾倒骨盆一邊觸摸看看，就能掌握骨盆正確立起的正中位置。

Q. 如何使「髖關節」順暢張開？

A. 藉由髖關節「外旋」的動作，使肌肉變柔軟。

請先學習如何讓周邊肌肉變柔軟，再藉由髖關節打開的動作加以外旋（向外旋轉）。只不過像是原本就容易內八的人，因為骨骼的關係很難將雙腳打開的話，也有可能會造成髖關節疼痛，所以請避免做這些動作。

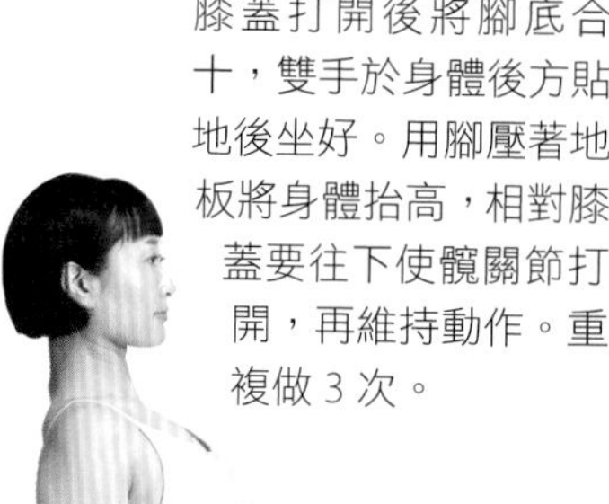

膝蓋打開後將腳底合十，雙手於身體後方貼地後坐好。用腳壓著地板將身體抬高，相對膝蓋要往下使髖關節打開，再維持動作。重複做 3 次。

相關應用動作

14 束角式（P.76）
18 坐角式（P.84）

Q. 如何維持「骨盆立起」的狀態？

A. 用手抬起骨盆，強化「髂腰肌」。

想要維持骨盆確實立起的狀態，鍛鍊連結脊椎、骨盆與大腿骨支撐骨盆的「髂腰肌」非常重要。利用雙手抬高的動作，使脊椎伸展開來，再藉由手臂的重量施加負荷，讓肌肉逐步活化吧！

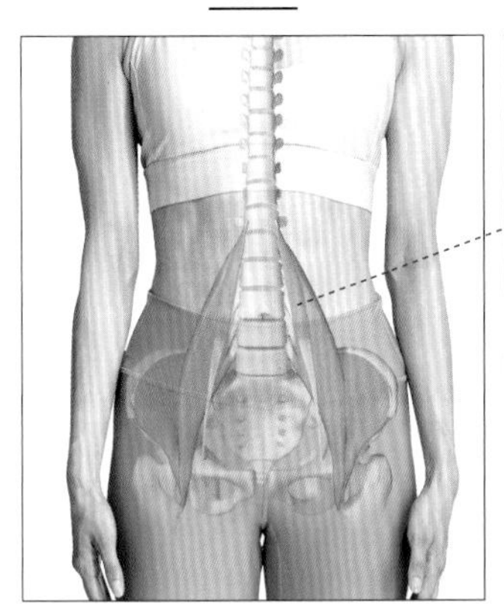

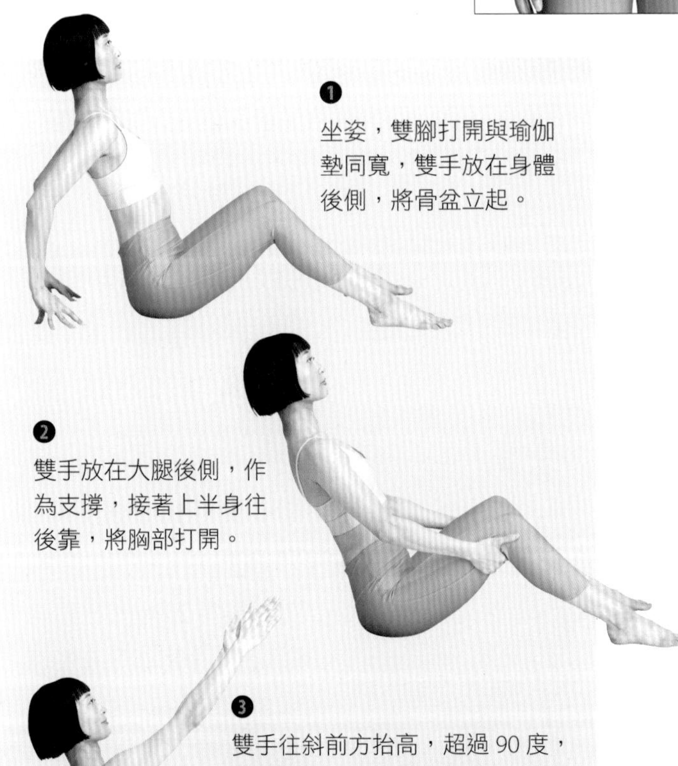

❶ 坐姿，雙腳打開與瑜伽墊同寬，雙手放在身體後側，將骨盆立起。

❷ 雙手放在大腿後側，作為支撐，接著上半身往後靠，將胸部打開。

❸ 雙手往斜前方抬高，超過 90 度，盡量維持上半身穩定不動。稍微休息片刻，再重複做 3 次左右。

相關應用動作

杖式　（P.26）

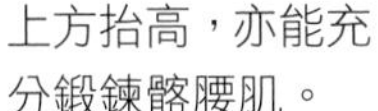

以杖式，將髖關節彎曲 90 度，注意須確實使骨盆立起。很難完成左邊這個動作的人，可以先停留在杖式，並將手往斜上方抬高，亦能充分鍛鍊髂腰肌。

5 種坐姿　（P.30）

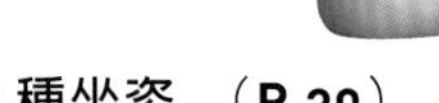

NG

骨盆不能完全放鬆倒下去，必須一邊用手支撐，同時確實立起。

Q. 肩膀總是會不小心出力，怎麼辦？

A. 記住不會造成肩膀負擔的「零位」。

肩關節最穩定、最輕鬆的姿勢，就是周圍的肌肉沒有一處緊繃，呈現正中的狀態。雙手交握後放在後腦杓，手肘稍微往前，直到會進入視線的位置就是肩膀的「零位」。記住肩膀的這個位置，除了能矯正瑜伽動作，還能改善體態。

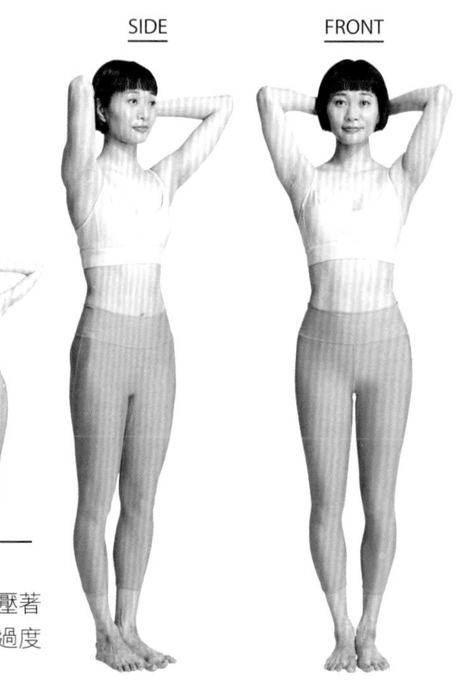

手肘若過度打開、壓著頭部，會使肩胛骨過度靠攏，無謂使力。

Q. 無法掌握「胸部打開」的感覺，怎麼辦？

A. 手臂向上旋轉之後再放下，肩胛骨和胸部就會打開。

肩關節向外旋轉張開後，在肩胛骨的動作連動之下，能使胸部變得更容易打開。做得到的人，建議一面感覺胸椎的動作，一面做做看。

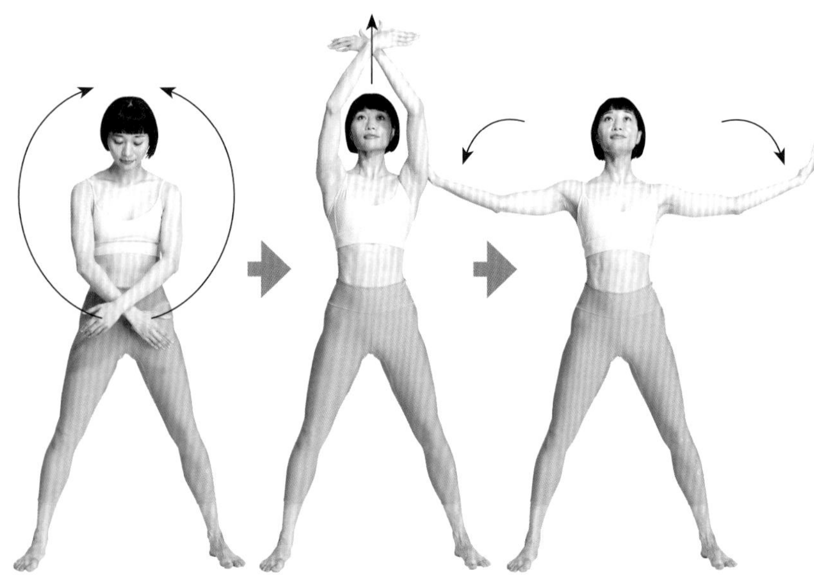

手臂於身體前交叉後，維持大拇指朝上的姿勢向上旋轉。重點在於手臂要在視線範圍內活動。接著將手臂往外打開，再慢慢放下。

相關應用動作

04 戰士式 II（P.56）
……等等

Q. 如何讓「胸部後彎」，且肩膀和頸部不會縮起來？

A. 手肘往上推出去，肩胛骨周圍的肌肉就能充分身展開來。

如左頁從雙手於後腦杓交握的「零位」開始，試著將手肘往上推。連結肩胛骨和肋骨的「前鋸肌」會發揮作用，就能只將胸部打開再後彎，且頸部和肩膀不會縮起來。

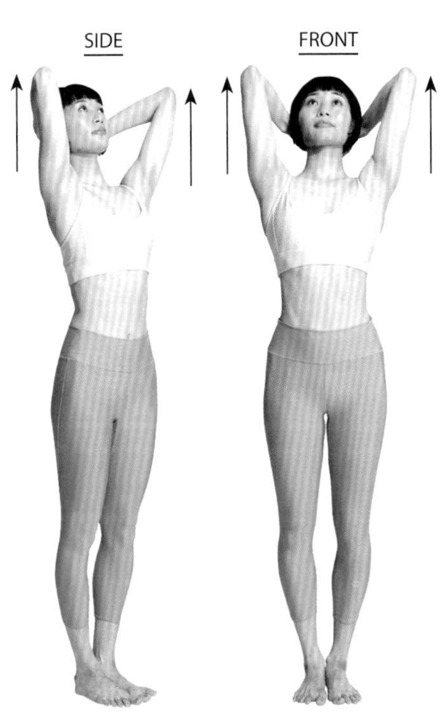

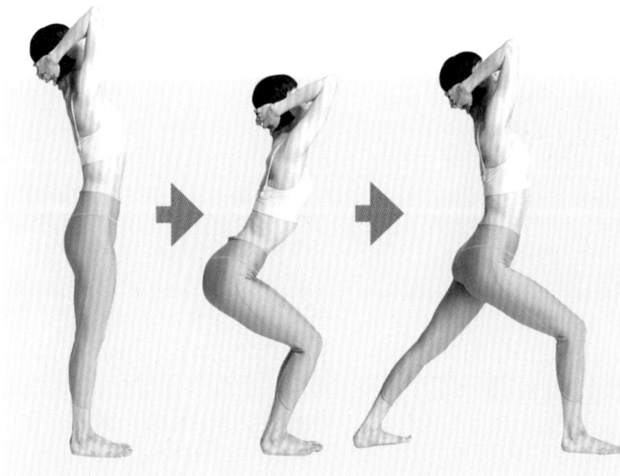

進行「後彎」時，避免頸部和肩膀縮起來的祕訣

手肘推出去再將胸部打開，接著臀部頂出去深蹲。雙腳前後打開時，單腳往後拉使背肌確實發揮作用，同時將胸部舒服地後彎。另外，還有一點也很重要，就是腹肌的力量不能鬆懈。依靠腹肌的力量，使肋骨與骨盆之間穩定下來，也能避免腰部後彎。

相關應用動作

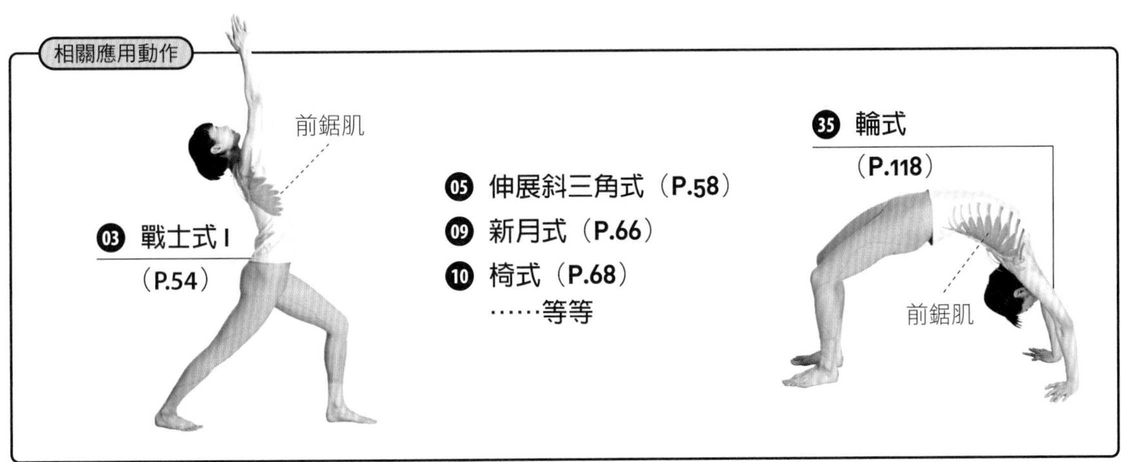

Q. 有什麼方法，能讓下半身更穩定嗎？

A. 鼠蹊部內縮，使「髂腰肌」充分發揮作用。

想要動作正確，骨盆最好不要前後左右搖晃，須保持穩定。多數人的骨盆都會往前凸出，靠向髖關節的前側，呈現「休息」的狀態。其實，把鼠蹊部往內縮，就能穩定骨盆。換言之，髖關節的「髂腰肌」確實運作之後，全身就能保持穩定。

NG

骨盆先晃動便無法確實側彎

來看看側彎時的例子。骨盆往前凸出的話，重心會落在髖關節的前側，使得大腿前方的肌肉呈現硬梆梆的緊繃狀態。換言之，骨盆先動，便無法如願側彎脊椎。

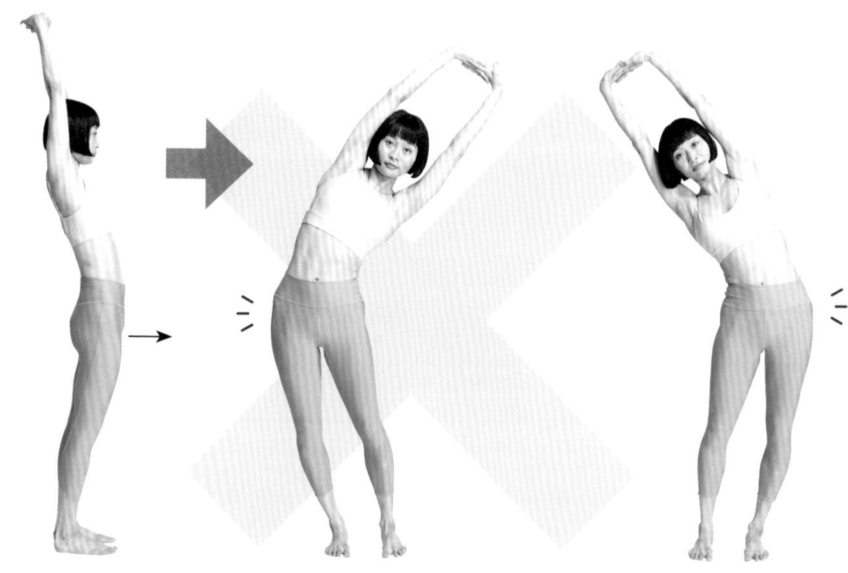

OK

骨盆必須穩如泰山，才能從軀幹開始側彎

雙腳根部的鼠蹊部往內縮，如此一來骨盆才不會前後左右晃動，充分保持穩定。從此狀態開始側彎，就只會活動到軀幹，因此可以舒服地進行。

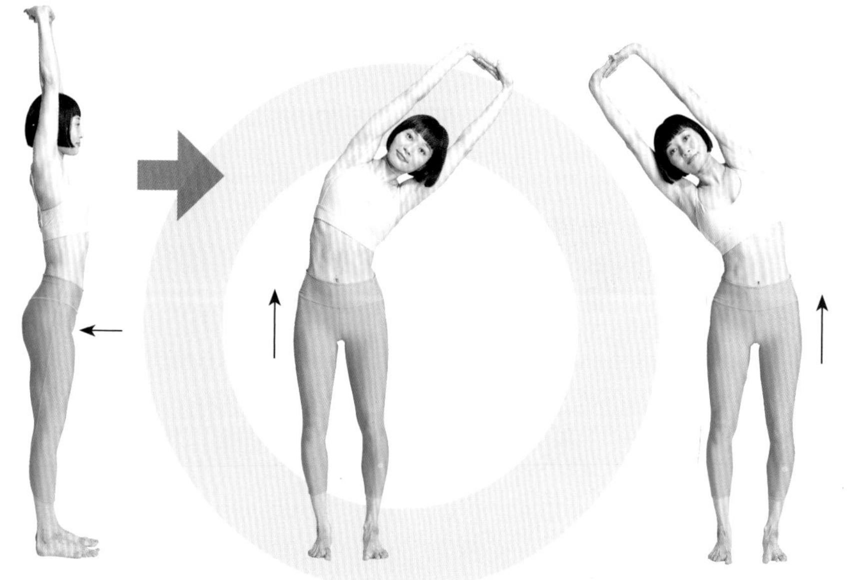

Q. 需要平衡感的瑜伽動作很難完成時，該怎麼辦？

A. 「用手做出三角形」放在骨盆上，保持穩定。

一旦連結上半身與下半身的骨盆不穩定時，需要平衡感的瑜伽動作就會做不好。建議大家一個方法，用手做出三角形，大拇指放在肚臍處，再將這個部分輕輕地往後拉。當髂腰肌有效率地發揮作用後，動作就會變得更加穩定。

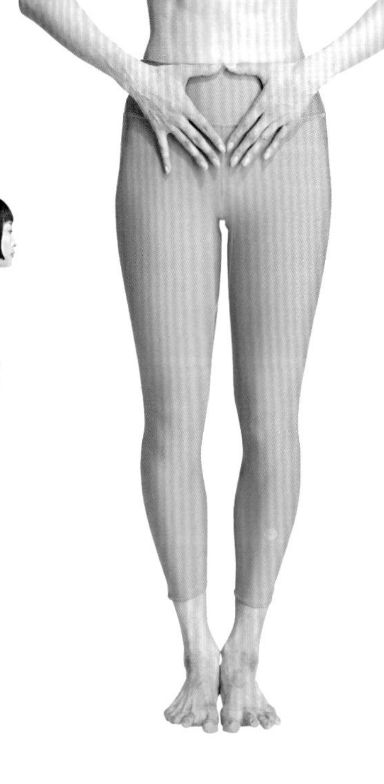

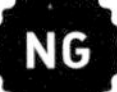

骨盆不穩定，腰部會左搖右晃

只須將手放在腰部凸出去的骨頭（髂骨）上，一邊將膝蓋打直，一邊將單腳前後晃動看看。當骨盆不穩定時，腰部就會前後左右晃動不停。

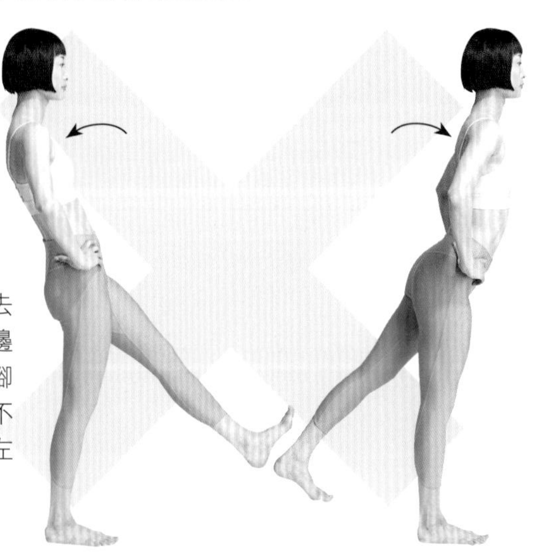

OK

骨盆穩定後，就能單純活動髖關節

「用手做出三角形」放在肚臍處再用力往後拉，以這樣的狀態將腳前後晃動看看。由於骨盆很穩定所以只有髖關節會動，即便單腳站立也不會有搖搖晃晃的感覺。

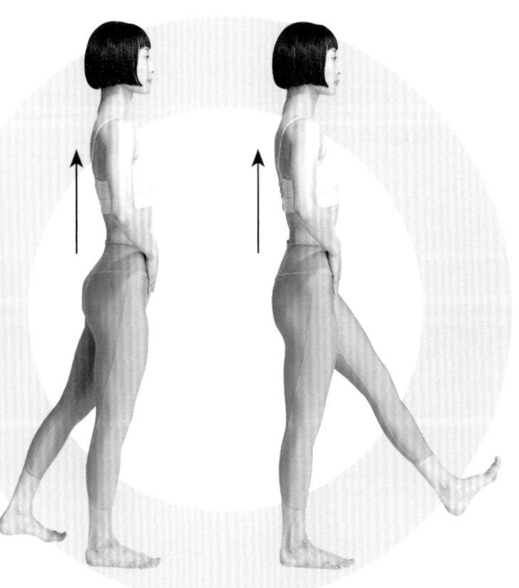

相關應用姿勢

山式（P.24）
03 戰士式 I（P.54）
09 新月式（P.66）
12 樹式（P.72）
……等等

Q. 有什麼方法，能使脊椎和肩胛骨的活動更順暢？

A. 從鎖骨開始動，動作就會更順暢。

活動肩胛骨時，會與鎖骨產生連動。肩胛骨很難活動的人，不妨試著從鎖骨開始動動看。當肩胛骨可以活動自如時，作為根基的肋骨，以及位於胸部支撐肋骨的脊椎（胸椎）也就能順暢活動。

脊椎的動作

肩胛骨的動作

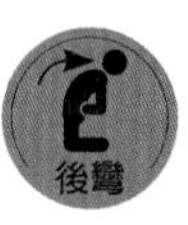

手指放在鎖骨上，重複往前頂出去、往後拉回來的動作。可應用在須前彎和後彎脊椎的瑜伽動作上。

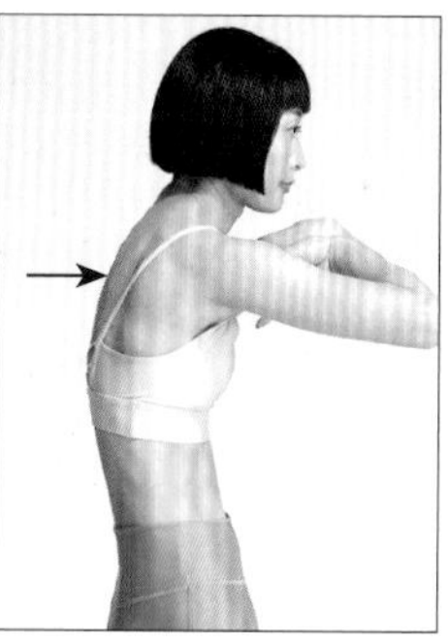
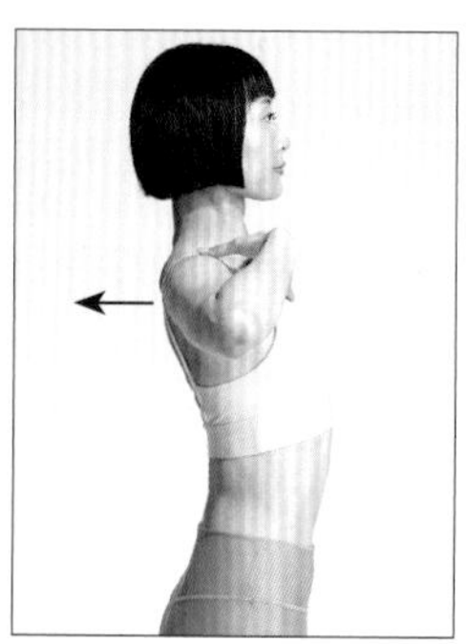

從鎖骨開始將肩膀依序左右、上下活動。讓肩胛骨上下旋轉活動之後，側彎時就會更順暢。

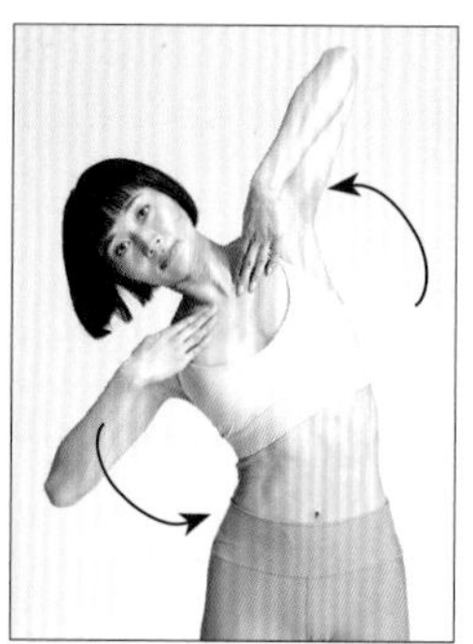
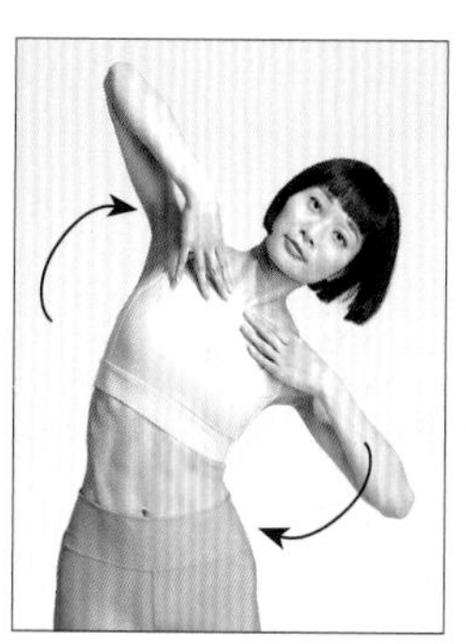

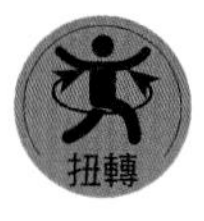

從鎖骨開始，將單側的肩膀往前頂出去，另一邊往後拉，交互重複動作之後，做扭轉動作時就會更加流暢。

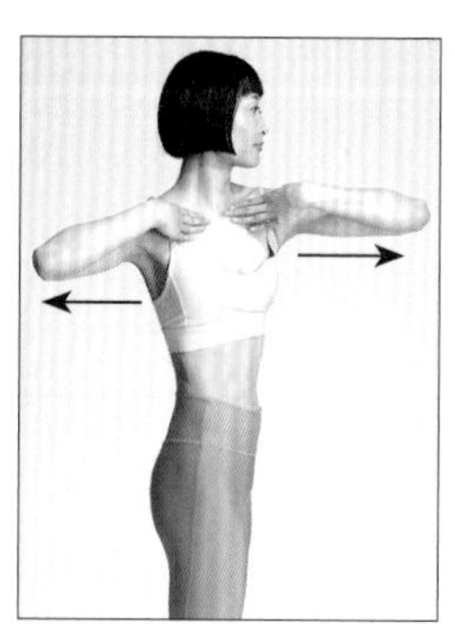
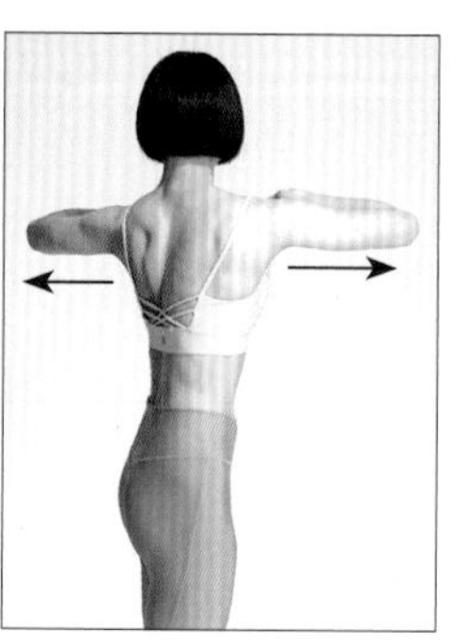

相關應用動作

15 坐姿前彎式（P.78）

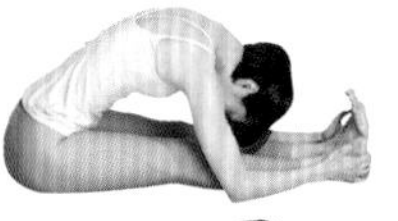

21 單腿鴿式（P.90）……等等

05 伸展斜三角式（P.58）

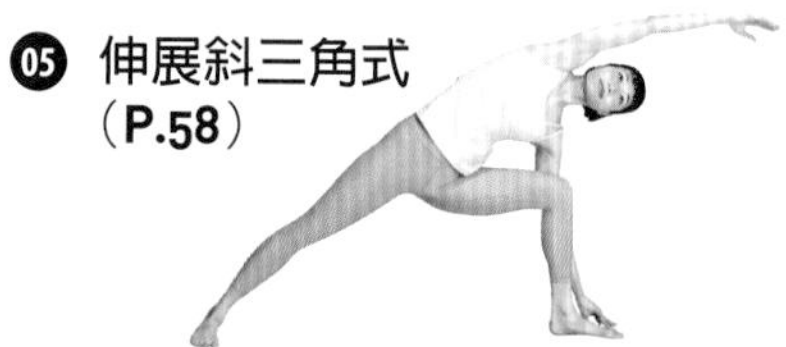

17 反轉頭碰膝式（P.82）……等等

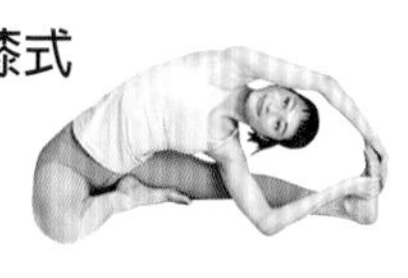

11 扭轉椅式（P.70）

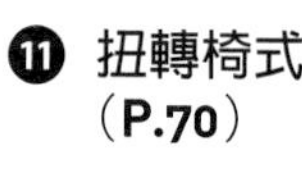
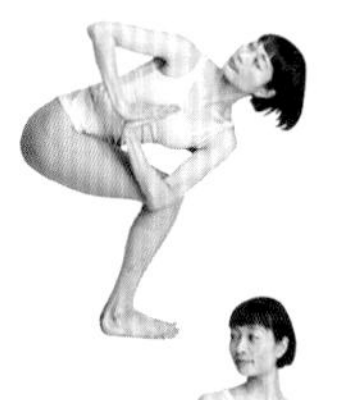

22 半魚王式（P.92）……等等

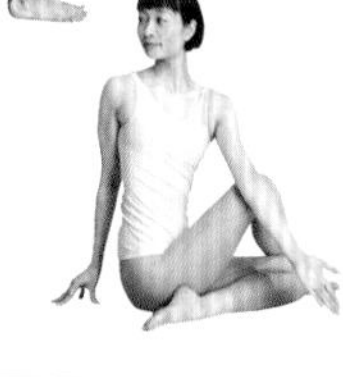

Q. 想讓雙腳確實伸展，要注意哪些重點？

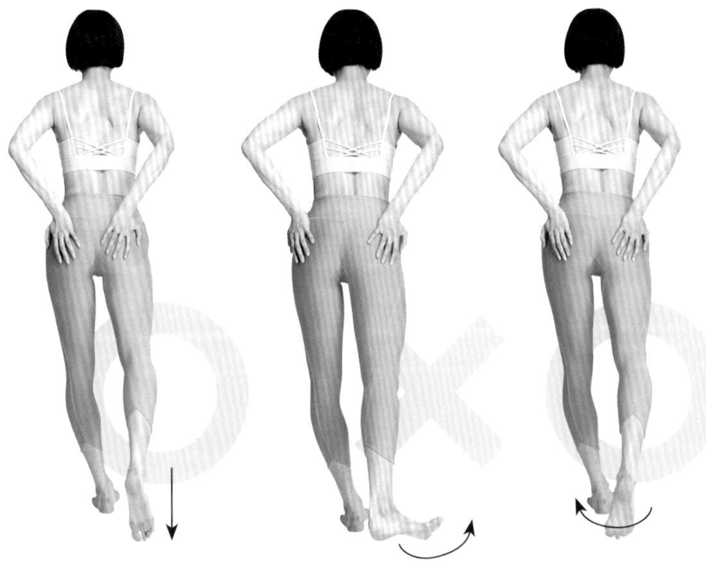

雙手放在臀部，再將體重心落在單腳上，另一隻腳離地後往後伸直。腳尖朝外之後，就會發現臀部的肌肉在用力。其次將腳尖朝內，確認臀部肌肉有鬆弛下來。請記住這種腳的方向。

A. 腳尖筆直或稍微朝內，就不會使用到臀部的肌肉。

遍布在臀部上的肌肉「臀大肌」，是腳往外打開時會產生作用的肌肉。為了避免在腳伸直時造成妨礙，腳尖要保持筆直，或是稍微內八。

相關應用動作

21 單腿鴿式（P.90）

24 眼鏡蛇式（P.96）

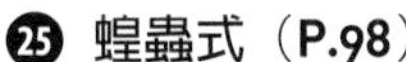

25 蝗蟲式（P.98）

32 反向棒式（P.112）

……等等

Q. 如何將重心落在腳底，藉此更容易取得平衡？

A. 讓大拇趾確實壓著地板。

腳尖站立後，腳一定會往外打開，使得腳踝容易晃動。想要抑制晃動的情形，須以雙腳伸直的姿勢，刻意用大拇趾側，往地板施壓。這種作法，還能應用於山式、站姿和需要平衡感的瑜伽動作上。

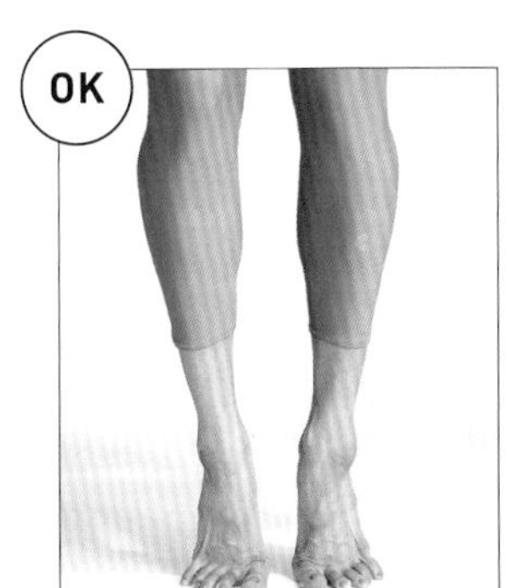

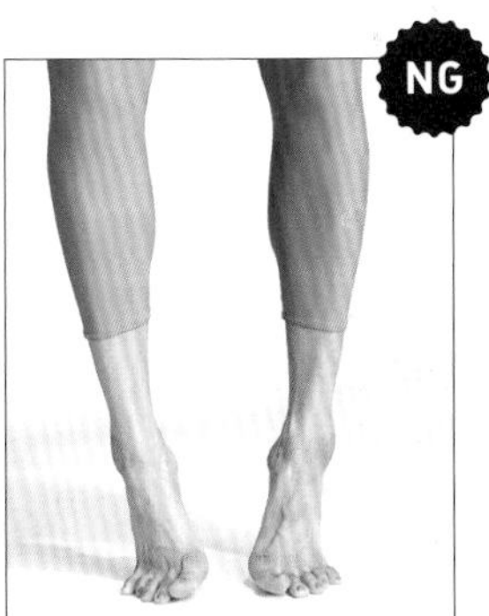

Q. 如何讓頸部後彎，卻不會縮起來？

A. 舌頭緊貼上顎，便能保持頸部穩定。

充分使用頸部前側的肌肉後，即便反彎也不會覺得不舒服。而祕訣在於將舌頭緊貼整個上顎。頸部前方的「舌骨肌群」發揮作用後，就算後彎也能確實支撐頭部，因此能避免頸部縮起來。經常留意這個舌頭的位置，動作就會穩定。

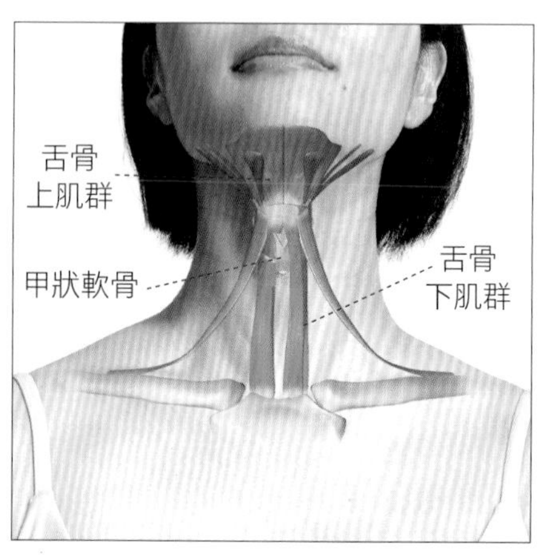

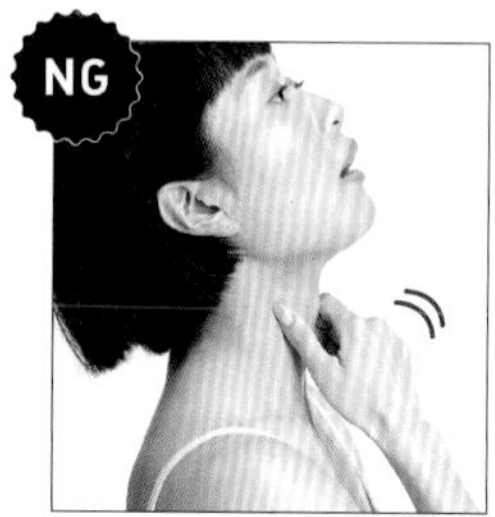

舌頭無力往下

臉部朝上嘴巴容易打開，造成舌頭會往下。在這種狀態下活動喉結（甲狀軟骨）的話，就會左右搖晃。

OK

舌頭緊貼上顎

舌頭往上後，喉結會變得不容易活動。這代表舌骨下肌群確實發揮作用，充分使頸部前側的肌力發揮作用。

A. 整個頸部不能一口氣後彎，請從視線朝上看做起。

臉部朝上後彎時，若整個頸部一口氣後彎，關節就會縮起來而感到不舒服。重點在於先利用視線往上看的動作，接著將頸部的前方伸直，這時也別忘了舌頭要緊貼上顎。

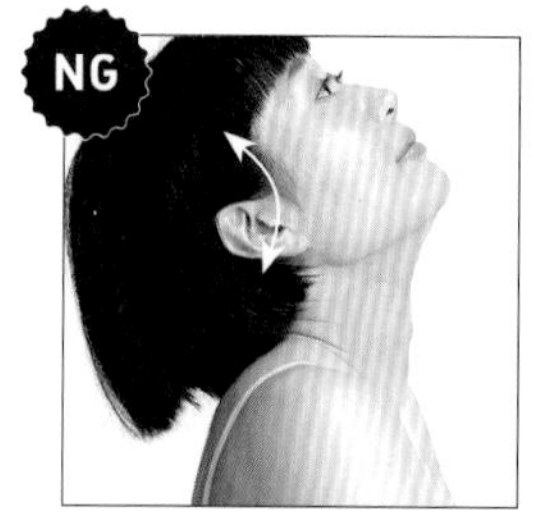

一口氣整個後彎往上看

運用整個頸部往上看的話，頸部的關節（頸椎椎間關節）會大幅度活動。如此一來，頸部後方會撐不住而造成負擔，呼吸也容易變得不順暢。

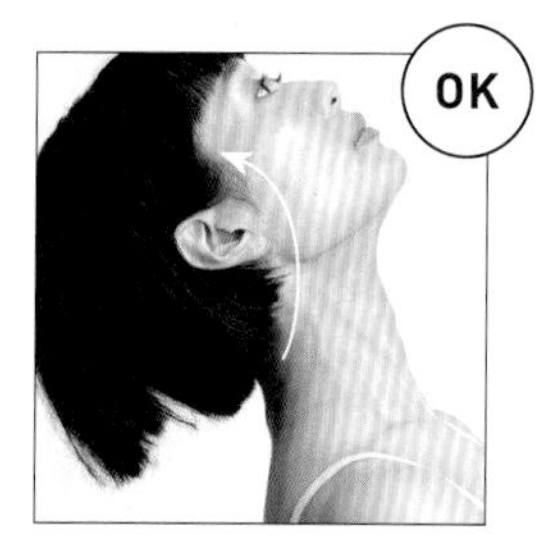

從頸部的根部開始往上看

先從視線開始往上看的話，頸部根部的「寰枕關節」會先活動。如此，頸部的關節和呼吸通過的氣道就不會受到阻塞，進而能輕鬆後彎。

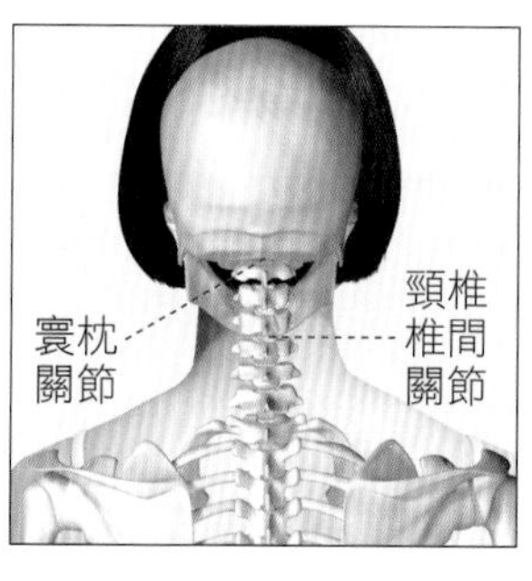

位於頭蓋骨之間，完成點頭及搖頭等小動作的就是「寰枕關節」。與此相對「頸椎椎間關節」則是負責大部分頸部用力搖晃、往上看等動作。

相關應用姿勢

23 駱駝式（P.94）
24 眼鏡蛇式（P.96）
35 輪式（P.118）……等等
32 反向棒式（P.112）

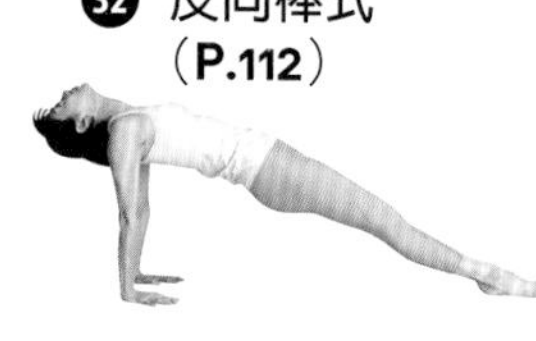

Q. 如何確認有沒有做到「深呼吸」？

A. 觸摸肋骨，就能實際感受到擴展開來的動作。

每次呼吸，保護肺部的肋骨就會一起動起來。觸摸著肋骨上下兩端同時呼吸，將肋骨前後左右擴張開來看看吧！讓身體記住深呼吸的感覺。

肋骨的下側

將手放在腰線的上方一帶，會觸摸到肋骨下側的地方。可察覺吸氣時肋骨會左右擴張，吐氣時會縮起來的動作。

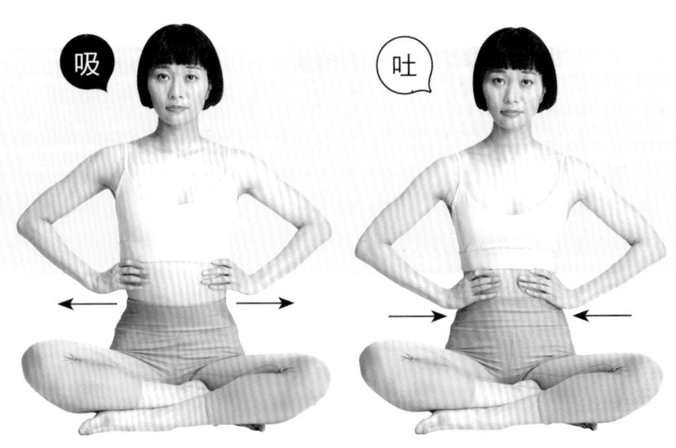

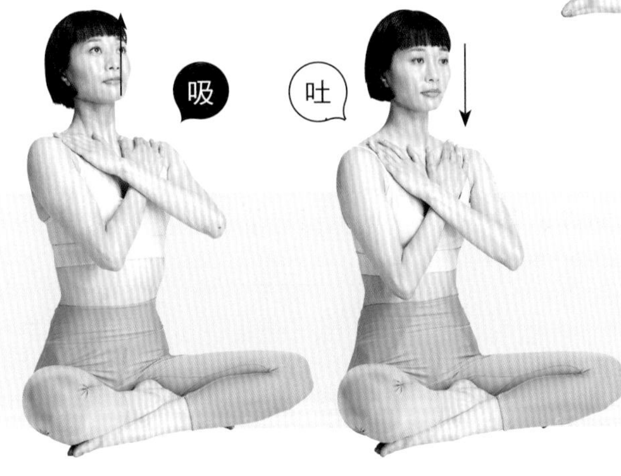

肋骨的上側

雙手交叉後放在鎖骨下方一帶，觸摸肋骨的上側。接著進行深呼吸，確認吸氣時肋骨會往上，吐氣後會往下。

CHECK

本書對於呼吸的看法

有些流派會依照每一個步驟的動作，搭配不同的呼吸方式，不過本書的瑜伽以「舒適度」為最優先考量，因此，除了拜日式以外，所有的瑜伽動作都是以「自然呼吸」來進行。這是因為當身體處於舒服的正中狀態下，身體必需的呼吸，自然就會進入到腹部及胸部。與此相對，當呼吸停止，或是呼吸不順暢時，就代表身體相當緊繃，處於興奮狀態，可視為動作進行的不舒服信號，也能用來檢視強度是否適當，作為參考的依據。

特別收錄

有效解決不適的瑜伽動作 #01

上半身篇

[原因與解決方法]

身心在緊繃狀態下會引發肩膀痠痛。當壓力上身時，為了保護最重要的頸部，肩膀就會用力往上，呈現身體拱起來的防禦姿勢。其結果導致肩膀緊縮在一起，周邊肌肉的血液循環會停滯，於是便引起痠痛的現象。此外，頭部往前凸出去的姿勢，以及下巴緊咬牙根等情形，也都會間接造成影響。想要改善這些現象，首要之務就是緩解身心緊張。還要最重要的一點，就是伸展身體，端正姿勢。

伸展脊椎加以調整

p.66

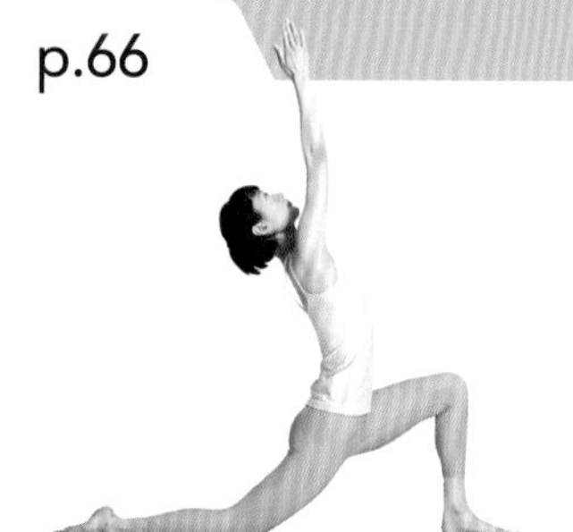

09 新月式

身體後彎，打開胸部，使頸部於脊椎延長線上，舒服地伸展開來。

p.92

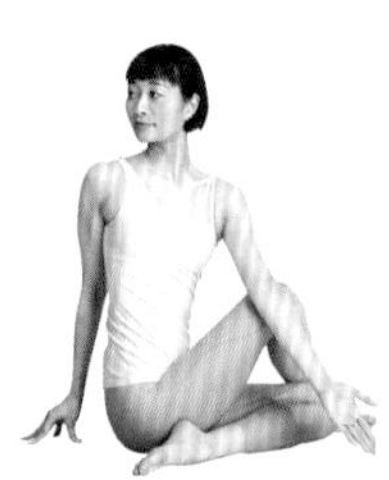

22 半魚王式

藉由深度扭轉調整脊椎，同時要感覺自己「呈一直線」。

PROGRAM

連續進行更有效！

YouTube 影片

⇒ 分別重複播放每個瑜伽動作

站姿

08 分腿前彎式

▶

站姿

07 門閂式

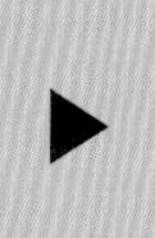

站姿

09 新月式

▶

一個動作改善肩頸痠痛

活化背部的肌肉

p.96

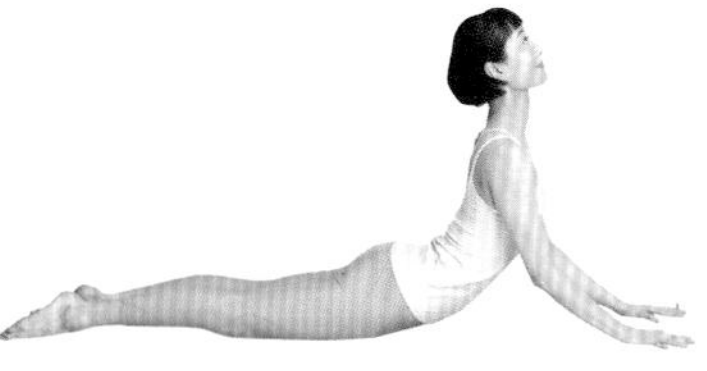

24　眼鏡蛇式

鍛鍊背部拱起來的肌肉，使往前縮起來的動作能抬得更高。

p.64

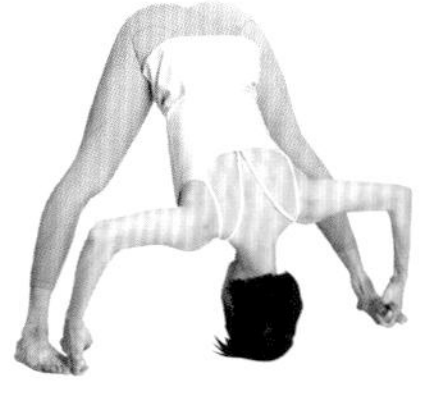

08　分腿前彎式

讓重力帶來的影響反轉過來，活化使肩膀往下垂的肌肉。

胸部打開好好放鬆

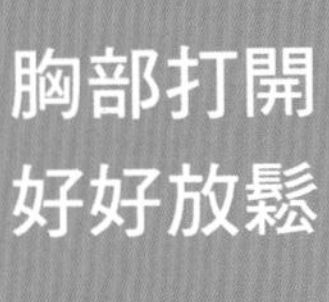

p.114

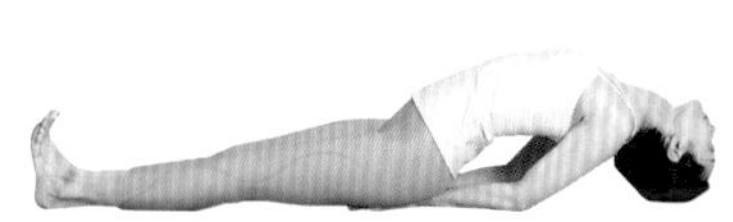

33　魚式

一邊將身體後彎，一邊以完全不出力的姿勢放鬆後，同時把胸部打開。

p.62

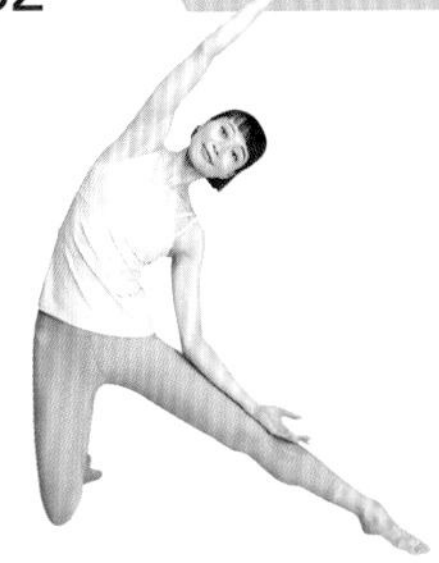

07　門閂式

將體側舒服地伸展開來，當呼吸變順暢後會感覺十分輕鬆自在。

坐姿

22
半魚王式

▶

趴姿

24
眼鏡蛇式

▶

後仰

33
魚式

▶

休息姿勢

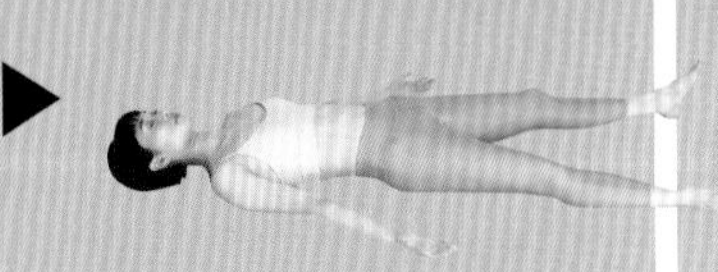

攤屍式
P.29

特別收錄

有效解決不適的瑜伽動作 #02

下半身篇

[原因與解決方法]

腰痠背痛的原因千百種，不過骨盆沒有位於身體中心導致不穩定的影響最大。若想要改善，關鍵在於將骨盆確實立起，使腰部保持在自然的弧度，且力道要適中。另外，髖關節的柔軟度變差，也會對腰部造成不良影響。尤其要留意臀部的肌肉不能僵硬！此外，當身心疲勞缺乏活力時，骨盆很容易傾倒，所以要好好提振心情，保持積極的心態。

調整骨盆 保持穩定

p.72

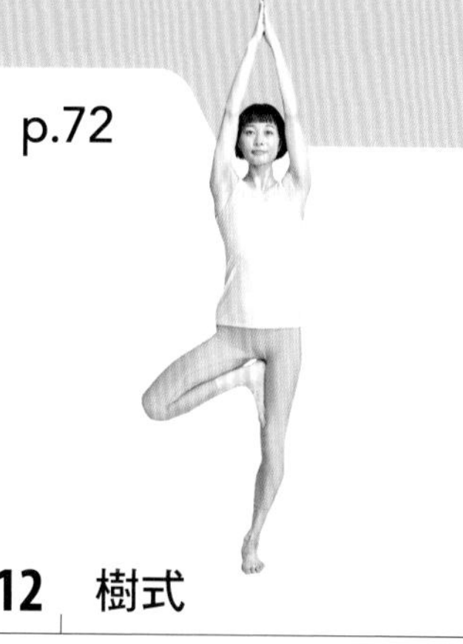

12 樹式

將身體往上拉，保持動作的平衡，藉此穩定骨盆周圍。

p.88

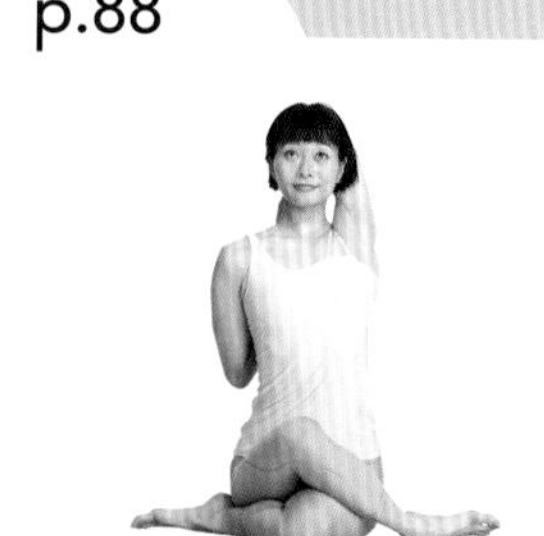

20 牛面式

伸展臀部的肌肉，提升髖關節的柔軟度。

PROGRAM

連續進行更有效！

YouTube 影片

⇒ 分別重複播放每個瑜伽動作

站姿	站姿	站姿
10 椅式	04 戰士式 II	12 樹式

一個動作消除腰痠背痛

鍛鍊腰部周圍

p.68

10 椅式

藉由將鼠蹊部往後拉的動作，可同時鍛鍊到背肌與臀部的肌肉。

p.112

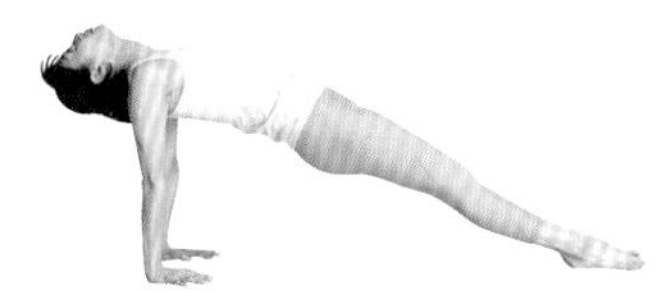

32 反向棒式

以背肌為主，鍛鍊身體的後側，打造強健的軀幹。

讓內心更有活力

p.56

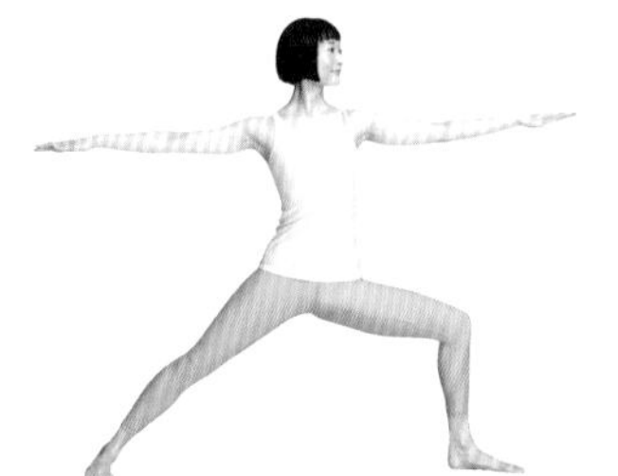

04 戰士式 II

胸部打開後從中心伸展手腳，讓身心更穩定、自在。

p.86

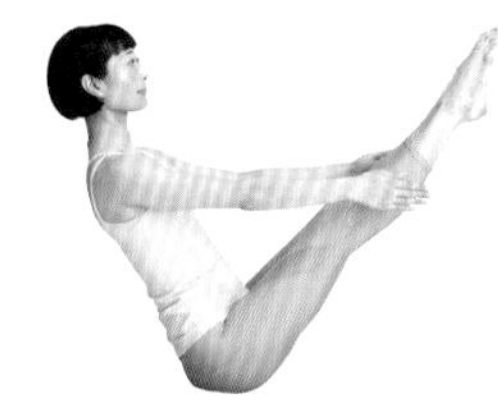

19 船式

還可試試稍具挑戰性的瑜伽動作。增加幹勁後，能使人內心更充實。

坐姿 ▶ 趴姿 ▶ 坐姿 ▶ 休息姿勢

20 牛面式 ▶ **32** 反向棒式 ▶ **19** 船式 ▶ 攤屍式 P.29

依自身需求，選擇脊椎不同活動方式的瑜伽動作

各種身體使用方式的瑜伽動作 INDEX

下述一覽表，可根據脊椎的動作方式和強化重點，挑選出自己現在需要的瑜伽動作。也可以將各項瑜伽全做過一次，舒服地調整全身平衡！

04	戰士式 II	P.56
12	樹式	P.72
18	坐角式	P.84
22	半魚王式	P.92
32	反向棒式	P.112

前彎

15	坐姿前彎式	P.78
16	頭碰膝式	P.80
20	牛面式	P.88
26	兔子式	P.100
28	仰臥伸展式	P.104
29	排氣式	P.106
36	犁式	P.120
37	肩立式	P.122

03	戰士式 I	P.54
09	新月式	P.66
10	椅式	P.68
21	單腿鴿式	P.90
23	駱駝式	P.94
24	眼鏡蛇式	P.96
25	蝗蟲式	P.98
31	橋式	P.110
33	魚式	P.114
34	弓式	P.116
35	輪式	P.118

01	三角式	P.50
05	伸展斜三角式	P.58
06	扭轉側角式	P.60
07	門閂式	P.62
17	反轉頭碰膝式	P.82

扭轉

02	扭轉三角式	P.52
06	扭轉側角式	P.60
11	扭轉椅式	P.70
17	反轉頭碰膝式	P.82
22	半魚王式	P.92

08	分腿前彎式	P.64
14	束角式	P.76
18	坐角式	P.84
20	牛面式	P.88
21	單腿鴿式	P.90
27	仰臥英雄式	P.102
28	仰臥伸展式	P.104
30	快樂嬰兒式	P.108

平衡

12	樹式	P.72
13	鷺式	P.74
19	船式	P.86

08	分腿前彎式	P.64
31	橋式	P.110
35	輪式	P.118
36	犁式	P.120
37	肩立式	P.122

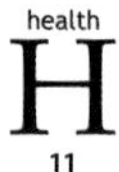

瑜伽運動學解剖書【全彩超圖解】

精準剖析關鍵肌群，讓瑜伽姿勢不只正確，更能打造不畏壓力的身心狀態

効かせるヨガの教科書

作　　者｜中村尚人
譯　　者｜蔡麗蓉
封面設計｜比比司設計工作室
內文排版｜葉若蒂
責任編輯｜黃文慧
特約編輯｜周書宇

出　　版｜境好出版事業有限公司
總 編 輯｜黃文慧
副總編輯｜鍾宜君
行銷企畫｜胡雯琳
會計行政｜簡佩鈺
地　　址｜104 台北市中山區復興北路 38 號 7F 之 2
網　　址｜https://www.facebook.com/JinghaoBOOK
電子信箱｜JingHao@jinghaobook.com.tw
電　　話｜（02）2516-6892
傳　　真｜（02）2516-6891

發　　行｜采實文化事業股份有限公司
地　　址｜104 台北市中山區南京東路二段 95 號 9 樓
電　　話｜（02）2511-9798
傳　　真｜（02）2571-3298
法律顧問｜第一國際法律事務所 余淑杏律師

定　　價｜550 元
初版一刷｜2022 年 06 月

國家圖書館出版品預行編目 (CIP) 資料

瑜伽運動學解剖書 : 精準剖析關鍵肌群，讓瑜伽姿勢不只正確，更能打造不畏壓力的身心狀態 / 中村尚人著 ; 蔡麗蓉譯 . -- 初版 . -- 臺北市 : 境好出版事業有限公司出版 : 采實文化事業股份有限公司發行 , 2022.06　　面 ;　公分　ISBN 978-626-7087-31-2(平裝)

1.CST: 瑜伽

411.15　　111005955